七彩虹**心理成长**系列

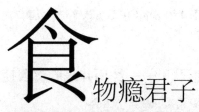

食物瘾君子
——经历并战胜贪食症

[法] 凯瑟琳·艾尔薇 著
黄 雪 译　居 飞 译校

华东师范大学出版社

图书在版编目(CIP)数据

食物瘾君子:经历并战胜贪食症/(法)艾尔薇著;黄雪译.—上海:华东师范大学出版社,2014.11
ISBN 978-7-5675-2765-2

Ⅰ.①食… Ⅱ.①艾… ②黄… Ⅲ.①代谢病-防治 Ⅳ.①R589

中国版本图书馆 CIP 数据核字(2014)第 264916 号

食物瘾君子——经历并战胜贪食症

著　者　[法]凯瑟琳·艾尔薇
译　者　黄　雪
译　校　居　飞
策划组稿　张俊玲
项目编辑　王国红
审读编辑　徐曙蕾
责任校对　邱红穗
装帧设计　高　山

出版发行　华东师范大学出版社
社　　址　上海市中山北路 3663 号　邮编 200062
网　　址　www.ecnupress.com.cn
电　　话　021-60821666　行政传真 021-62572105
客服电话　021-62865537　门市(邮购)电话 021-62869887
地　　址　上海市中山北路 3663 号华东师范大学校内先锋路口
网　　店　http://hdsdcbs.tmall.com

印刷者　浙江临安曙光印务有限公司
开　本　890×1240　32 开
印　张　6.25
字　数　157 千字
版　次　2015 年 8 月第 1 版
印　次　2020 年 6 月第 3 次
书　号　ISBN 978-7-5675-2765-2/B·892
定　价　32.00 元

出版人　王　焰

(如发现本版图书有印订质量问题,请寄回本社客服中心调换或电话 021-62865537 联系)

"心之源"丛书编委会

顾问：[美国]哈琳·安德森(Harlene Anderson)
　　　[中国香港]李维榕
主任：赵旭东　陈向一

编委：[中国台湾]吴熙琄　[中国台湾]王浩威
　　　[美国]约翰·K·米勒(John K. Miller)
　　　孟　馥　王　焰　张俊玲　龚海燕
　　　刘翠莲　姚玉红　刘　亮　鲍立铣

七彩虹心理成长系列

主编　孟　馥

推荐序1:和另外一个"我"说再见

翻着这本由法国心理学家凯瑟琳·艾尔薇女士写的《食物瘾君子》的翻译书稿,脑海里浮现的却是那些曾经在我的治疗室中的每一个个案,想着陪伴他们走过的日日夜夜,内心不禁涌起许多思绪。

七年前,雨昕(化名)曾经是我的一个来访者,她是由专业的心理咨询机构转介而来的,来诊的主诉是:反复暴食、抠吐,伴体重下降、闭经两年半。反复、无法遏制暴食和抠吐行为占据了她每天大量的时间,使她无法继续大学二年级的学业;当20岁的她坐在我面前的时候,已是一个瘦骨嶙峋的小女孩了,体重41公斤,皮肤干燥,没有光泽,由于反复的咀嚼和呕吐,她的腮腺和下颌腺已经肿大了,牙齿也被胃酸腐蚀得出现了斑损,右手的食指由于抠吐,指间和掌间关节的皮肤处长了茧子……她是一个典型的贪食症患者。她曾在日记中写道:"刚刚折腾完自己,吃了许多、许多,又吐了许多、许多,收拾好所有呕吐的痕迹,凌晨一点半,这个时间,对我来说早已算不上晚;即便是一个人住的屋子,也还是要演这一出出的戏,以为骗过了自己,就真的是骗过了世界。""过往的伤害,像一面旗帜般深深插在我的心头,就这样,在风中飘向了我自己完全不认识的方向,开始了我不曾想象过的暴食生活,只有经历过的人才知道,也许那是一个没有痛苦、不再会流泪、空空如也的心,只有专属于自己的寂静。"在陪伴雨昕的一年里,跟她一起经历了无数次的在"吃"与"吐"、"吃"与"不吃"的循环,一同体味着那种空虚、挫败和无助的感觉;她还曾几次因为暴食过多而导致急性胃扩张,被送进医院的急诊室抢救。如果病情持续下去,死亡随时都会危及她年轻的生命。住院、药物和营养,还有几十次的个别心理治疗和家庭治疗,两年后,看到了她病情的转机,她在给我的信中写道:"经历了迷茫之后,我想我会告诉世界上的另外一个我:'你真的太美,你所有的生活都是我最向往的。也许,以前我不是个放得下的人,我无法放下爸妈的期望、放下所要承担的责任、放下别人的评价、放下我所要尽的义务,无法放下,所以我放下了你。也许现在我应该把你找回来!'"四年前,我接到了雨昕父亲的电话:女儿结婚了。

近些年,进食障碍俨然成为一种十分流行的社会病,发病率逐年增高,在移民文化、现代化或城市化的社会背景下更加明显,以女性、30岁前、经济水平高、发达地区人群为多见,国外12—20岁女性患病率为1%—3%;病程如迁延,有5%—15%的患者死于营养障碍、感染和衰竭,个别死于意外和自杀,最低体重出现次数和持续时间长者预后不良。临床上,当那些患者出现进食明显低于正常人、体重下降超过正常平均体重的15%或者体重指数(体重/身高^2)小于17.5 kg/m^2、有超乎寻常的害怕发胖的超价观念、用各种方式故意减轻体重并伴有内分泌紊乱的症状和体征时，就可以明确诊断了；然而，治疗上却是临床医生们最棘手的问题；且与进食障碍潜在的高致命性相反，社会乃至专业人员对该病的了解和识别率仍然偏低。

心理学认为，未解决的潜意识冲突是导致心理生理障碍的主要原因。吃是人的本能，如果一个人将最本能的部分当作一种表达潜在冲突的方式，生命就会面临挑战。日常生活中，用吃、吐的方式来缓解压力的人大有人在，只是程度不同而已。具有自卑、拘谨、刻板、强迫人格特点以及完美主义倾向的人，过度关注体形和体重，并以此来判断自我价值的人更易发生该症。而慢性精神刺激、工作学习过度紧张、新环境适应不良、交友和家庭方面挫折和打击造成情绪抑郁，都是导致该症发生的诱发因素。

无论是神经性厌食还是神经性贪食，都有其内在的社会心理因素的。不同流派的心理治疗理论，对进食障碍有着不同的解释。心理动力学的解释：进食障碍是人妄想回归婴儿时代最无意识、却最有象征意义的行为，其潜意识语言是"我不想长大"，害怕成熟是因为人潜意识里会将身体的成熟连结到被拒绝或被抛弃；还有一个解释是对性爱的拒绝、对抗对性的恐惧，是用"绝经"的方式否认、拒绝女性角色；第三种解释是孩子反抗父母权威、争取自主、在家中争取自我肯定、与父母斗争的方式。家庭系统的观点则认为个体的症状与他（她）所在的家庭环境和家庭关系息息相关。家庭治疗大师萨尔瓦多·米纽秦(S. Minuchin)

在对有身心疾患患者的家庭进行研究以后,总结出了进食障碍家庭的共同特征:1. 家庭关系纠结:家庭中缺乏适当的情感距离,每个人都深深涉入彼此的生活,家庭成员热衷"读心术 mind reading";2. 过度保护:家庭尽力避免冲突,对他人的"不舒服"特别敏感,太快地想舒解对方的压力,以至于造成家人无法学习处理情绪的能力;3. 极度僵化:不主张改变,努力维持现状,以僵化的方式应对家庭发展中的各种问题;4. 回避冲突:家庭以回避的方式面对各种冲突,尤其是父母关系不良、婚姻出现压力时,孩子以症状的形式涉入父母的冲突,转换冲突,缓解婚姻压力。总之,病患发展出的进食障碍是为了回应僵化的信念和角色期待,用进食疾患维持了僵化家庭的平衡状态,而这种僵化的系统不仅紧紧束缚了患病的孩子,也捆住了其他家庭成员。社会文化的观点则是聚焦在对瘦身的看法:饮食结构的变化和审美意识的改变,减肥瘦身备受推崇,追求苗条和完美主义的倾向更加重了这种意识的蔓延;体重作为一种权力和控制的象征表现,是人们应对瞬息万变的社会、克服不确定感给人内心带来的恐惧的"武器";面临社会压力的年轻女性,不得不因饮食疾患而放弃人际关系,社会对于女性成就的焦虑,女性希望得到关怀时所引发的罪恶感,等等。

《食物瘾君子》一书,以作者本人亲身经历和求治过程为前提,旁引作证、引经据典、深入浅出地带领读者了解该病的专业知识、探讨症状的功能和意义,通过与他人连结而建立与自己的连结,从而找到各种常用的治疗方法;用通俗易懂的方式,将高深的专业知识与个案实践结合起来,使人不必用"啃"书本的方式而轻松了解到其深刻的内涵,值得推荐给读者。

孟 馥

2014 年 9 月 18 日于浦东陆家嘴

推荐序2:"现代性"之下的贪食症[①]

受出版社邀请来为这本书做一些工作,感到非常高兴:一、译者黄雪女士是我多年好友,我们在法国留学阶段也时常交流,其流畅优美的法语译文一直让我这个长期只能以"技术法语"来工作的人非常羡慕;二、这本书尽管不是一本精神分析的专门著作,但其游历性,甚至自传性的视角也让我们对法国当下的心理治疗之江湖现状有了一个整体性认识,因为在这个心理治疗学派层出不穷的时代,很难有人能够一一实践和学习这些学派的细微和交融。对精神分析家而言,固守在一个经典"长程"、"单对单"的治疗立场上也有时显得有点保守。

由之,很难从一个精神分析实践的立场来评述这一本书所涉及的基本治疗框架。为了避免冷场,笔者尝试从一个更精神分析理论的立场上来侧面地谈谈贪食症所涉及的基本心理学以及社会学问题。

1

乍看之下,很容易将贪食症和厌食症作为一个对立对子而关联,正如受虐狂和施虐狂之对子,也正如

[①] 本稿主体已发表在《中国社会科学报》2015年4月27日第731期,特此感谢编辑部授权转发。

抑郁和躁狂之对子。然而，从病理学角度来讲，弗洛伊德却告诉我们，受虐狂和施虐狂却并不像纸的正反面那样对称，前者比后者更原始，也更核心。除掉这一对称性幻觉之后，贪食症和厌食症在症状学上的单相对立比较类似于躁狂和抑郁的对立。对立之前者更多表现为一个精神之修复创伤的企图，而后者则更多表现为一个精神功能的废除或停滞，也由此更加严重。因此，就忧郁症而言，弗洛伊德在《哀悼和忧郁》中将之定义为：患者失去了爱的客体，也因此失去自身存在，力比多整体投向自我，自我丧失了与世界的关联而被简化为一个无价值的单子。

因此，贪食症更多是一个神经症性的——更准确地说是癔症性问题，其症状的核心乃是通过口腔的满足来符号性地修复精神系统的创伤。而厌食症则更多是一个精神病性的问题，其通过拒绝进食而表达了一个自我毁灭倾向或一个彻底的死冲动。

这两种疾病的对立也从根本上反映了弗洛伊德后期之死冲动概念的内在二难。除去一些披着死冲动外衣的生冲动（如自保动机下出现的攻击性行为），死冲动在临床上主要表现为两个样态：一个是神经症性的或倒错性的，患者在导致痛苦的症状中获得一种满足，典型就是强迫症和受虐狂；另外一个是精神病性的，死冲动直接指向主体精神系统的毁灭，这也更接近弗洛伊德的死冲动定义本身，即"去联合"和"回到无机态"。通俗地讲，前者是精神系统的自愈性努力,尽管伴随精神的痛苦,后者则是精神系统的自毁或者消亡。

2

这一主题也再次印证了弗洛伊德的伟大,尽管这一说法在当代显得有点不合时宜。弗洛伊德晚年发现,分析性治疗的困难不再是压抑之解除,而是重复、强迫等现象所体现的死冲动之克服。而在当代,抑郁症、孤独症、边缘性障碍,也包括厌食症等一系列流行病的主要临床困难仍然存在于死冲动领域。

然而,和弗洛伊德时代死冲动更多出现在神经症和倒错领域不同,当代流行病所体现的更多是精神病性的死冲动。这一差异提出了一系列心理治疗学、社会学,甚至意识形态的问题。

对心理治疗而言,传统的主要工作对象是神经症,主体之间的边界相对清晰,死冲动也很难会给治疗带来一个毁灭性的后果。而在当代情况下,当治疗师需要越来越面对精神病性的死冲动时,当治疗师不愿把某些精神病性障碍移交给药物治疗时,心理治疗的方向何去何从?如何定义新时代下的治疗设置?

这同样也提出了一个社会学问题。对弗洛伊德而言,"文明的不适"主要在于死冲动及其在多重领域下的表现,其主要因为传统文化及家庭秩序对个体意志的压制。然而,当代,在所谓现代化或者后现代化之进程下，传统文化结构受到挑战，家庭秩序也变得越来越多元化，甚至碎片化。这个转变虽然带来了个体之多重形式的自由，在临床领域并没有如同弗洛伊德所设想的那样让死冲动得到某种形式的弱化或者消解。相反，出人意料地，它却以一些比以往更极端的精神病形式而出现。

这个问题给很多领域的学者带来了巨大的困惑。从社会学角度来讲，自迪尔凯姆之后，这个问题一直就隐藏在整个现代性、甚至后现代性思想背后。传统社会之组织性的弱化虽然带来个体的精神自由，却同样也导致了精神组织的荒漠化和疏离化。当代，交流越来越依赖于新媒体和图像，当资本主义越来越把多重文化及精神领域缩减为一个单一交换领域，这个问题也变得尤其尖锐。

从精神分析的角度来说，近现代传统家庭结构的瓦解也同时意味着传统父权制度的衰弱（中国文化相对特殊，但其主要文化元素大体仍然可以纳入这个框架），这带来了一些不同于弗洛伊德时代的问题。除了上文中指出的死冲动之精神病性表现，在神经症领域或者个体性心理发展领域也同样呈现了一些值得反思的问题。

从俄狄浦斯的角度来说，父亲功能的弱化不仅仅意味着母子连结越来越难以打破，父亲也越来越像一个"玩伴"而非"立法者"，儿童也难以借助父亲的角色来把其自若冲动（即孩童早年表现的对自身身体的性冲动)升华到针对外部世界之符号化客体的冲动。由此,主体的冲动更多停留在身体之上,这一"停滞"或者"退行"使得身体越来越多地作为"爱若"而非"符号"在场,身体成了世界的中心,外部思想及符号秩序也逐渐丧失了其固有价值,卫生学成了"现代神学"。

以贪食症为例。口腔之原始功能为营养和咀嚼,其后之主要功能为说话。为了前者能过渡到后者,就必须让孩子意识到,母亲不能完全满足他,其欲望有另外的指向。在一个父权社会之下,这一指向就是父亲的功能或者父亲所代表的父权社会制度,用拉康的话讲就是"父亲的名义"。正是因为母亲的欲望之指向,孩子开始思考母亲的话语,并试图通过发声来尝试回应母亲的话语,口腔的功能由此走向其更社会化的功能。由此,如同很多人误会的那样,口腔的问题不限于前俄狄浦斯期,也同时涉及俄狄浦斯期。而在当代,父亲功能的衰弱必然会导致这一局部的"升华"不能顺利地完成,口腔冲动或者主要停留在这原始形态之上,或者在碰到一些现实创伤之后以"退行"方式再次返回到这一原始形态之上。另外,科技的发展和新媒体的盛行也使话语之社会性功能不断被弱化,口腔功能的退行由此被进一步强化。

在这个意义上,精神分析及其他以话语为主要工具的心理治疗似乎正是贪食症,也是新媒体的死对头。

此外,在这个理论坐标之下,我们还可以顺带思考中国文化中久负盛名的"饮食"文化。它的盛行似乎也和中国家庭中母亲地位的特殊性,或者说,中国文化中的母权制度有关,口腔功能由此以一种制度性的,而非病理性的方式停留在营养功能之上。当然,这是外话。

居　飞

同济大学人文学院副教授

2015-02-01

目录

引言

第一部分
见证

第一章 什么是真正的贪食症 / 1
我如何说服电视记者:公众需要知道什么是贪食症 / 1

第二章 "症状"是我们隐藏部分的语言 / 6
伊芙特如何重来月经:找到疏通阻塞的语言 / 7
已有的贪食症治疗方法一览 / 8

第三章 人们对我说些什么 / 12
读者来电 / 12
读者来信 / 13

第四章 初次会谈 / 31
玛丽艾尔和她的害怕 / 32
斯特法妮:"我的体重阻止我生活!" / 38
科莱特:52岁,担心健康 / 43
娜塔莉:表面上生活对她微笑 / 47
玛丽阿娜:一个月内长了30公斤 / 55

第五章 患贪食症的明星们 / 58
玛丽莲·梦露 / 58
伊丽莎白·泰勒 / 63
简·方达 / 66

第六章　我的学习经历 / 69
从哲学到精神分析，再到社会心理学团体 / 69
弗烈兹·皮尔斯带来的震撼：只能通过与他人连结来建立和自己的连结 / 81

第二部分
常用厌食贪食症治疗方法

第七章　认知—行为疗法及其对贪食症治疗的局限 / 88
用认知—行为疗法治疗贪食症 / 88
以食瘾症状为核心的认知—行为疗法的局限 / 89
安娜贝尔的故事 / 90
美国的贪食症疗法 / 93
一本关于贪食症的书 / 94
匿名贪食症患者聚会 / 97

第八章　弗洛伊德、暗示和催眠 / 99
精神分析之父的最初生涯 / 99
关于无意识的理论 / 101
关于"俄狄浦斯"情结和阉割焦虑的理论 / 102

第九章　对俄狄浦斯情结和精神分析的新阐释 / 105
后弗洛伊德精神分析家们关注童年、更理解身份认同问题，贪食症只是表现症状 / 105
贪食症是性问题吗？什么是"俄狄浦斯"阶段？ / 106
一个精神脆弱的母亲和其女儿讲述的后果 / 107
生命最初的害怕！ / 108
疏离感 / 109
一个精神科教授和精神分析家对贪食症的解释 / 110
治疗贪食症：针对生命初期的困难 / 111
精神分析在治疗食瘾症上的局限 / 112
精神分析理论有助于更好地治疗食瘾症："转移"和"反转移" / 120

第十章　所谓的新疗法已经过时？/ 123
　　人本主义精神 / 123
　　贪食症和尖叫疗法(被压抑情绪释放疗法) / 124
　　阿美丽的见证 / 125
　　贪食症患者的两种主要人格 / 127
　　家庭治疗和贪食症 / 130
　　预防贪食症 / 131

第三部分
我的治疗方法和目的：为了没有症状、没有痛苦的生活，建立真实的身份认同

第十一章　我最初的临床心理治疗工作 / 132
　　晚上的治疗团体 / 133
　　我作为临床心理学家的第一个周末团体 / 134
　　我的第一个"工作坊" / 135
　　以情感为向导 / 136
　　塞尔维娅的练习 / 138

第十二章　内在的愤怒 / 141
　　安娜在治疗后期已经没有贪食症了，但她依然易怒 / 142
　　角色扮演技术 / 144
　　与自己和解 / 147

第十三章　超越了传统催眠的艾瑞克森式催眠 / 149
　　平生第一次，我成了靶子：无意义的意义 / 149
　　用艾瑞克森式催眠对付玛丽·弗朗西斯的噩梦 / 151
　　玛丽·弗朗西斯的噩梦 / 151

第十四章　我们走出来了！/ 154
　　柔丝玲："一切都是慢慢来的" / 155

索菲娅:"我的生活在 50 岁时开始" / 158
玛丽艾尔:"现在我不再因害怕而瘫软" / 162

总结 / 168
专业用语汇编 / 170
关于参考书目的说明 / 173

引言

在成为专攻食瘾症的心理治疗师之前,我自己曾是食物"瘾君子"。从不同的治疗中,我认识了食瘾症,并掌握了走出困境的方法。

我叫凯瑟琳·艾尔薇,作为一名心理治疗师,我很了解贪食症。

我为此吃了 15 年的苦头,吃得直到恶心——从字面上和现实中都可以这样说。从 13 岁开始,我看了许多医生、营养师、精神科医生,但从来没敢向他们坦露我日常生活的真相。我要么说我不舒服,要么说我无法管理好自己的饮食,但我不敢承认这个悲惨的事实:我不敢说我活着就是为了吃,吃是为了吐,吐是为了再吃。①

我认为贪食症是我主要的问题。我不知道这与我看待事物和感知世界的方式有关。某些贪食症患者在青春期以前都活得很幸福,但我并不是这样。从很小的时候开始,我就好像某个不是为了此生此世而来的人。我用惊恐的眼睛看着这个世界。我感觉我是从火星上掉下来的,总在看电影,尽管什么也看不懂。我天真地以为,这些都是因为我无法控制饮食,缺乏毅力。

---

① 后来我发现,贪食症患者也有不进行自我催吐的。

早上,我一睁开眼睛,焦虑便开始扩散:"希望我能忍住!"好像随着时间的增长,压力也不断加大。到了某个时刻,我受不了了,它便抓住我:我得吃。如果我和其他人在一起,我就想办法溜掉。如果在上课,我就找借口出去。如果在家,我就搜光所有的橱柜,拿走家人要吃的面包,等他们晚上回家时几乎没东西可吃……当我扫荡完最后一处有食物的地方后,我就偷我母亲的钱,到面包店和超市抢购一通。我是名符其实的奶油泡芙和黄油面包片的抢劫犯,什么也不能使我停下来。我毫无节制地狂吃所有找到的东西:冷罐头,冰箱里的残羹,走味的面包……为了急迫地填满自己,我甚至吃生土豆,因为我来不及把它们弄熟。我吃得下所有东西,没有饥饿感,没有止境,直到吃得恶心。在进入第五家面包店并吃过第十个蛋糕之后,我感觉甜得发腻。为了不让所有吃下去的东西在屁股上累积成脂肪,我走进一家咖啡店呕吐。两根指头放进嘴里,所有东西马上狂风骤雨般吐出来。

一天十次或者更多,我不断冲进咖啡店的厕所,以致我右手中指根部都有了牙印,身上一直带着呕吐物的呛人味道。我想正是这股恶心的味道,和我在厕所马桶上留下的可疑痕迹——即使厕所被冲过——让家里人发现了。父母不能理解,他们对我发起攻击。他们是战争的幸存者,对他们来说,浪费食物就是侮辱还在挨饿的人。我感到自己很脏,况且我确实很脏,而且有罪……但是,很明显,我还是更喜欢贪食所带来的平静而不是缺失带来的折磨。

当时,我不知道这是贪食症。我毫不质疑自己对待食物的错乱态度,我觉得自己是个怪物。我认定,脆弱和怯懦才是我颓废的罪魁祸首。

如果说从我降临世界的第一声啼哭开始,就没什么事顺利过,我想再次表明,这并不一定是所有贪食症患者的情况。一些贪食症患者在青少年时期,或在以后经历的灾难性事件之前,没有任何问题。但对我来说,童年的美好世界简直是一部恐怖电影……一切都让我害怕:大人,学校,寒冷,冬天,夜晚,白日。

我曾经整年都在抑郁的边缘徘徊,然后在每个春天,进入抑郁状态。大约16岁的时候我有自杀倾向,看过一个接一个的精神科医生。我父亲嘲笑我说,"只有疯子才去看精神科医生!"(有一天,我的某个女患者的母亲以同样的语气对我说:"当我女儿打开冰箱时,我会骂她,我看不出这个动作里有什么痛苦。")我去过街区所有的医疗中心,向每个心理医生反复诉说我的精神痛苦。这让我感到轻松。我的零花钱付得起这笔极少的开支(依照法国社会保险体系,医疗费大部分由国家承担,患者自理部分费用很低)。这笔钱做不了什么,换来的倾诉却让我好受很多。每次精神科医生都会给我开些镇静剂和抗抑郁药,让我在未来的几个月内状态好些,一直维持到下一次反弹。

我如此痛苦,一定有原因。我开始寻找。先是在躺椅①上,然后在大学里。当我明白人们并不总是自

---
① 精神分析的躺椅。——译者注

己做什么或说什么的肇事者时,我少了不少负罪感。我了解到,人们可能一边真诚地说着"白",一边想着"黑"。我觉察到我身上有一股自己无法使用的能量(比如用来暴食的能量)。拉康①说:"无意识像一门语言一样构成。"但我很快意识到最好放弃弄懂这门语言。重要的是如何"恰当"地说话,和自己内心的感受一致,同周围的环境和谐一致。

20岁时进行的精神分析*治疗让我很入迷,于是我在大学学习哲学时很想研究弗洛伊德。两年中,我抓住机会在皮埃尔·考夫曼(Pierre Kaufman)的课上研读了弗洛伊德的著作。皮埃尔·考夫曼是拉康派哲学家,他带我们进行了深入的阅读。那是1968年冬天的南泰尔②,解放运动③刚结束,气氛仍然热烈激昂。大学生们要求很高,大学教授得好好教课,而他们中的大多数也确实是好老师。我在那里发现了马克思④,列宁⑤,马尔库塞⑥,列维·斯特劳斯⑦,种族精神病学*,反精神病学*,还有罗纳德·莱恩⑧——他是反精神病学的创建者之一,很久以后我在苏黎世见到了他。

本科毕业后,我放弃了分析治疗。我的贪食发作减缓了。但我还是没有找到自己的位子。我就像抓

---

① 闻名世界的后弗洛伊德派法国精神分析家。
* 带有此标记的词语请参见书末专业用语汇编。——译者注
② 南泰尔(Nanterre),地名,位于巴黎西北近郊,巴黎十大所在地。——译者注
③ 法国1968年的解放运动为性解放、妇女解放还有其他文化改革作出了很大贡献。
④ 马克思,德国社会主义哲学家和经济学家,用唯物主义来解释历史和意识形态。
⑤ 列宁,1917年掌握了苏联的政权,也是马克思主义的伟大理论家之一。
⑥ 马尔库塞(H. Marcuse),美国哲学家,发展了对文明的弗洛伊德—马克思主义式批评。
⑦ 列维·斯特劳斯(C. Levi-strauss),法国人类学家,是人种学解释和神话分析领域的结构主义运动的奠基人之一。
⑧ 罗纳德·莱恩(R. Laing)和库柏(D. Cooper)一起同为反精神病学的奠基人之一。

住救生圈一样结了婚,生了孩子,进行心理学深造,获得硕士文凭,离婚,为了生计推销广告牌位,期待着职场和情感的更好发展。

我并没有想真正成为精神分析师,因为精神分析让我过多地沉浸在孤独中,看不到解决办法。我作为分析师时感到被卡住,我不知道自己能给来访者带来什么,而且我怕自己会觉得无聊。

我接下来尝试的人本主义[①]治疗*更加适合我,并明显地促进了我的个人成长。从障碍到障碍,从发现到发现,我最终在重视互动、成员症状各异的团体治疗里完成了自我构造。

这时,我才有了真的变化:我着陆了,我存在了,我重新把碎块粘了起来。我终于可以作为心理学家,以团体的方式,帮助人们走出食瘾症,让他们走上和我一样的路:针对身份认同和人际关系困难进行工作。

---

① 人本主义把人看作一个整体,不寻求立刻解决症状。此外,心理医生不认为自己是一个技师,而是一个人,一个可以有情感互动的人。

第一部分　见证

第一章　什么是真正的贪食症

我如何说服电视记者：公众需要知道什么是贪食症

1985年，人们还不了解食瘾症。当我建议一个纪录片记者就此主题及康复的方法拍一部电影时，他问我有没有制作资金。

我说："没有。"

他说："那没钱怎么拍呢？"

我说："我会给您提供所有的信息，我会讲述我自己的经历，来找我治疗的人也会讲述他们的故事，然后您来拍摄我的团体治疗。这样我们就会有很棒的素材，让人们了解一个广泛存在、严重却又未知的问题。您用这些做成一部电影卖给电视台。"

他笑了。他理解我对这个主题的兴趣。他承认这主题涉及其他一些人。但他觉得电视台不太可能买一部关于贪食症的电影。

"电视台要的是轰动……"他说着，给了我一个微笑。这微笑亲切又带有歉意，示意我没必要坚持。

但是，我坚持一定要拍这部电影。我必须找到说服他的理由，在当时的年代，人们只知道肥胖症（也叫饮食过度痴肥症*，以体态肥胖为特征）和神经性厌食症，还不知道有些人吃个不停却并不肥胖的现象，因为他们要么自我引吐，要么在暴食间隔苛刻地节食……

我说:"您将会造成轰动!甚至更好,这将是您抢先报道的独家新闻!"

我向他进一步说道,贪食症通常表达了一种现代社会生存的痛苦,将成为所有西方化社会的头痛难疾。

美国在很早以前就很关注贪食症,所有的美国初中都有互助小组。有数据表明20%的青少年(其中男孩占10%)整天大吃,然后为了不长胖进行自我催吐。

我接着说,全世界的研究者们也真正开始担心,尽管还没有得出准确的患者人数(因为被涉及的人们通常感到羞愧,不敢公开承认)。这还波及到了东南亚、韩国,并且可以预见以后中国也一定会有很多贪食症患者。

我的对话者显得很吃惊。

我强调,人们不知道这个现象,一般也看不出来:因为这些人通常很苗条,除了当他们抑郁,不再有动力自我催吐或规律节食的时候,他们才会变得肥胖。

通常,他们外表非常美丽(比如:戴安娜王妃、玛丽莲·梦露、迈克尔·杰克逊),很聪明地驾驭着社会生活。

这病如此普遍,谈论得却很少。因为它隐秘地存在着,让人难以启齿:父母、丈夫、朋友、家庭医生都不知情,最好的朋友也不知情。他们有时受不了,去找精神科医生开镇静剂或抗抑郁药,连为他们诊治的精神科医生都不知情。

所以我强调拍摄一部纪录片的益处,甚至是必要性。人们对此谈论甚少,而很多人悄悄地痛苦着,其中大多数是女人。我的来访者经常向我透露,他们宁愿说"我酗酒"或"我吸毒",因为人们可能会更理解,或者至少会把他们引向可能理解他们的人。

一个贪食症患者说:"这甚至能让人发笑:当我告诉人们我会吃很多然后再吐掉时,他们哈哈大笑,觉得很滑稽。"

然而,贪食症是一种"瘾症",完全和酒精、毒品及所有让人身陷其中的事物一样,可能导致身体慢慢衰亡,或者突然死亡(心肌梗塞，呕吐时窒息等等）。

经常还有人自杀。一些人"未遂"，另一些成功。玛丽莲曾自杀"未遂"11次。

一个年轻的贪食症女患者对我说："对我而言，贪食症同癌症一样，是一种致死疾病。不同的是，患癌症的人们为癌症痛苦，忍受癌症，因癌症而死，并不感到羞愧。贪食症却是我自己一点一点造出来，孤独地经历，没有外因，死得一文不值。"

我再次强调，由此可见在电视上公开谈论贪食症的益处和必要性。

他没有打断我，听我说了大概半个小时，然后问："您的来访者愿意出镜吗？"

我说："有一些会。"

我没说错。他们公开露面了。其中一个甚至同意在摄像机前暴食一次然后再自我催吐。她这样做是为了有益于他人。她说："我想要所有像我一样的人们从我的行为里认出自己，让他们知道他们并不孤单，我想让这个病被知道，能够被治疗。"

电影拍得很出色，被一个法国电视台买下。原定播放时间为10分钟。事实上，节目制作人在观看样片后深受震动，最终给了我们20分钟。

这是个收视率很高的节目，播出的第二天，整个法国都惊动了：酒吧、公司、家里，人们议论纷纷。在法国，这是媒体第一次向公众展示，一些美丽而苗条的人们如何吃个不停，然后为了不长胖而自我催吐。不是所有人都会自我催吐，但是导演为了造成轰动，只选了让人震惊的部分。

人们目瞪口呆，难以相信。什么！这些年轻漂亮聪明……苗条的女孩们真的狼吞虎咽成吨的"食物"？一天好几次？接着她们真的自愿吐掉，一旦肚子空了又继续再吃？还有的每天晚上吞下整板的泻药，这也是真的？

她们说这不是她们的错，她们控制不了。她们自己也搞不懂，她们活得如同疯子。电影中一个参与者说:"你要去电影院……然后发现自己到了超市!"另一个说:"看着自己这样做,我不明白为什么。"又一个说:"我感到似乎有个我和另一个我,当另一个我掉到我身上,我就不存在了。"还有一个非常瘦小的女孩,目光美丽清澈且率直,她用坚定的声音说:"贪食症,我们谈论得还不够……因为这是个烦人的病……因为这是个不雅观的病……因为呕吐是忌讳的。你看到的我,和其他你看到的人,我们看起来很正常。当我去疯人院时,那里的人不要我,但是'正常人'也不要我,因为我不够正常。当你得了贪食症,人们不把你当一回事。你不知道去哪儿,因为整个世界都不要你!"

这部电影造成了轰动,这个主题让观众终于睁开眼睛,看到越来越多的人通过贪食表达着他们生存的痛苦。

我收到很多电话和信件。

弗朗西丝在信中写道:"看节目那会儿,我活着已经只是为了孩子:养育他们,吃东西,呕吐。其他什么也没有,什么也不会有。我憔悴、不知所措,我是世界的伤口,一个被隐藏的世界……看到这些女孩冷静、清晰、近乎超脱地谈论和我如此相似的地狱,我重新找到了希望,我心里充满了对敢于袒露真相的人们的爱和感激。我重新找到了生命的意义和活下去的理由。我的同类存在,所以我也存在。"

另一个人写给我的信,写给所有在电影中出镜的人们:

> 我写给你们,所有有勇气在电视上见证的人们,特别是敢于一直展现到细节的那一个:食物,泻药,秽物。吐出真相,谢谢这一课,谢谢她的勇气。
>
> 节目刚结束,我丈夫非常惊讶地说:"这些女孩都疯了!"
>
> 而我回答道:"这些女孩……我和她们一样……"
>
> 我从没袒露过我所受的折磨,多亏你们,我自然地说了出来,像条件反射一样。

吁！我再也不是独自一人了。吁！我和我丈夫之间终于有了真正的对话。脓包被挑破了。不仅九年来我第一次谈到了贪食，而且让我很吃惊的是，丈夫接受了这样的我。我一直梦想和他坦诚相待，这太棒了！

在节目播出以后，除了成千上万的电话、信件、感人肺腑的见证，也有焦虑。而且总是同样的焦虑，同样的疑问："她们能走出来吗？"

我的回答是："能！"

第二章 "症状"是我们隐藏部分的语言

不论是贪食、失眠、胃溃疡、抑郁或其他症状,只要没有器质性原因,症状并不是问题的根源所在,而是某处出了问题的标志,如内心不舒服、内在冲突、能量被阻。表面上可能安然无恙(我说过,这经常是贪食症患者的情况),但有地方被卡住了。

现在一些有效的新疗法*采用精神分析的立场,认为症状只是冰山可见的一角。就我而言,我很清楚症状具有平衡精神的功用。另外,我在首次团体治疗时就告诉来访者,我对他们的贪食不感兴趣,他们想贪食多少就贪食多少……甚至可以更多!当然,我建议他们有规律地去看医生,为了不让瘾症损坏健康。

这让他们感到吃惊,因为他们接受的其他疗法都致力于消除症状。我鼓励他们不再自责,告诉他们进食障碍无需努力就会消失,团体治疗聚在一起不是为了谈论这些。当然,当症状消失的时候,可以喘口气,即使这解决不了什么,深层的自我重建还需要时间。(按我的经验,精神分析需要好几年时间,而且是适合这类人格特点的精神分析。团体治疗效率更高,团体中的反应和互动能更好、更有针对性地工作,如:身份认同、情感依赖、自尊。很多时候,在团体治疗中,症状很快会消失,这并不证明所有问题都解决了,因为还可能有人际关系问题,比如想逃避或者有攻击性。)

从首次团体治疗开始我们就不谈贪食症。因为我从内到外经历了贪食症,我知道痛苦只能通过词语排出,但谈论症状的不同形式或避免贪食的方法是没用的。具有"疗愈"功效的词语,拉康[①]把

[①] 雅克·拉康(J. Lacan),医生,精神科医生,弗洛伊德的优秀评注家。我个人认为他为弗洛伊德理论的发展,好比阿尔都塞(Althusser)对马克思主义的贡献。弗洛伊德著作丰富,几乎半个世纪都在发表作品,拉康为他做了非常棒的总结。然而,弗洛伊德的书读起来非常困难。如果您很了解弗洛伊德,我建议您阅读他关于弗洛伊德文章的讲座。

它们称作"话语",与语言对应。这同习惯性的高谈阔论,或是英美语国家的"谈论",弗烈兹·皮尔斯的"无稽之谈(bull shit)"——拐弯抹角并不表达深层的感受——毫不相干。真实的词语是没有被意识审查、掂量的词语。如果这些词语不好或显得愚蠢,没事儿,说出来!因为恰恰是这些词语能准确地表达内心深处冒起来的情绪。

伊芙特如何重来月经:找到疏通阻塞的语言

伊芙特的案例很好地表明了,当无意识找到恰当的语言表达之后,就不再需要通过症状来表达了(即使这看起来很古老,似乎属于传统医学)。

伊芙特在 16 岁的时候闭经了。一个医生给她进行荷尔蒙治疗,用人工办法促成月经。

"……我的卵巢被堵了。如果我少吃一片药,当月就不会来月经。"

三年以后她停了药,因为荷尔蒙让她毛发过度生长,她受不了了。又过了两年,人们试图让她重新开始荷尔蒙治疗,未成功。接下来的三年,一位巴黎教授让她服用可的松并配合严格的饮食控制。她很难遵守,因为她从 20 岁开始贪食。她的月经一直没来。

她来见我的几个月后,有一天,我让大家做练习:想象被一个东西吸引。

她回忆道:"那是块小石头。我走向它,我把它拿起来,我觉得它很美丽,闪闪发光。它没什么价值,可是我喜欢它,我只看到它的好,它那么美……事实上,它就是我。如果我留心我自己,我可以像这东西一样。"

接下来的一次小组治疗,我让她们自由书写一个故事。

这次,伊芙特讲的是一朵花。"这是一朵花,萎蔫的花。时间流逝,它见不到阳光,很绝望。有一天,它决定重新站起来,向着光明,朝向太阳。我就这样被启动了。我周六写了这段话,从中领会到这朵花热爱生活,这朵花是我,是我来决定我要不要生活,是我给自己创造条件。当天晚上遛狗的时候,我意识到:'对的,我想生活,我想为我自己生活,我想朝向太阳和光明生活。'"

"第二天,我来月经了。"

已有的贪食症治疗方法一览

人们常常以为一个极好的诠释可以让症状消失,这是对心理治疗的一个成见。事实上完全不是这样,合理化常常是减速器。阴影区被理性的光照亮,这是真的,但有时仅需聆听自己说些什么,无意识的深层重建工作就会被启动。这个工作并不通过意识。有时什么都没懂,效果就出现了。

在 1983 年,当我开始心理治疗时,贪食症的问题被认为是非常特殊的。因为患者们对病症守口如瓶,我自己就不认识除了我以外的其他贪食症患者。

但是,看到媒体上不断出现我自己曾经有过的顽念(不计代价地追求"外形"和苗条),我很快想到在这些杂志的读者中很可能有大量的贪食症患者。在我看来,这不断重复的主题正好展现了女性寻找自身形象的问题。所以我觉得针对贪食症的治疗一定有很大的需求。

然而,即使在当时的美国——贪食症患者的数量超过一百万,问题开始被揭露于众——患者们还是不容易被理解。法国当时还在统计数据和发现阶段。一些社会学的研究定义了某些"高危"人群:高社会文化水平,初高中生和大学生……但是,我发现贪食症涉及所有的人、所有年龄段和所有情况。正如一位行为主义派医生在一次讲座上说的:"贪食症患者越来越多,可能也是因为我们对此越来越感兴趣,所以发现的也越来越多。"

接下来,法国医学研究和健康中心慢性流行病学部[①]的报告表明贪食症是最常见的进食障碍。青少年专家拉响警报:要高度警

[①] 法国医学研究和健康中心慢性流行病学部(Unité 169 de l'Inserm),法国国立医学研究和健康中心下属的 169 分部,主要负责慢性流行病。——译者注

惕贪食症。混乱的进食行为经常隐藏着巨大的内心冲突,在某些情况下,这些冲突可能诱发毒瘾或酒瘾。

虽然食物不像毒品那样危害生命,人对它的依赖却不会少。食瘾症同其他瘾症一样悲惨,况且贪食不会带来任何附加好处,不会让人"飘飘欲仙",产生快感。它最多让人平静。

社会学家们的解释是,个体进食行为紊乱和家庭基本单位的破裂有关:人们不再在固定的时间一起吃饭,周围不再有父母、祖父母、叔叔阿姨。孤独造成了交流问题,进而造成了情感问题。新一代(媒体常谈的著名"茧式生活")沉迷于电视,一手拿着电视遥控器,一手拿着薯片,耳朵里塞着震耳欲聋的耳机。

即使贪食症和孤独是形影不离的一对儿,难道只有单身公寓和速冻食品应该受到控诉?

在本书的第二部分,我将细谈各种贪食症疗法,结合我自己的经验,我会谈谈我如今的理解。我将谈到:营养学再教育,精神分析,受"匿名戒酒会"启发的团体,行为疗法,催眠,还有人本主义疗法。在进入第二章之前,我想再说几句。

我们已经认识到团体心理治疗的有效性,甚至有为抵触单独治疗的酗酒者或吸毒者专门组建的治疗团体。世界上很多国家按照美国模式建立了一些中心,接收被家庭和社会放弃的吸毒者。他们在这里接受治疗,参加许多活动(体育运动、艺术活动、公共事业)。戒掉毒瘾的人经过一个重新融入阶段,再去面对外面的世界。酗酒者也有这样的中心,但是贪食症患者没有,也许因为他们不造成危害,即使他们明显处于痛苦中。

1982年,当我成为心理学家的时候,还没有针对贪食症的治疗团体,只有一些互助会。这些团体模仿"匿名戒酒会"形式:酒瘾必须戒除,为此每个人谈各自的经验和教训,但是没有深入的心理工作,身份认同问题依然如故。如果说偶尔因危机陷入酗酒中的人不一定需要深入的心理治疗,但当瘾症成为生活的唯一依靠时,深入的心理治疗却是必须的。

然而，在对食瘾症的治疗中，针对身份问题和人际关系困难进行的深入工作却很少见。有些人经常鼓吹营养学教育加上行为治疗。在肥胖症治疗中这两者配合得很好。但是贪食症不是肥胖症，贪食症患者不需要学习对比清蒸鱼和巧克力黄油面包的卡路里。肥胖症是一个复杂的问题，涉及很多因素：遗传、压力、荷尔蒙紊乱等。贪食症患者也有肥胖的（特别当他们处于抑郁期时），但其中大多数体重正常：其中12%有点胖，22%甚至低于平均体重。这是很好解释的，因为他们同时被食物和外表困扰。

认知—行为疗法*很有意思，但过于依靠理性，即使在针对情感进行工作时也是如此。我们谈得很多，却不在其中：既然贪食症患者们很聪明，有理智，与其放任他们，不如帮助他们除掉这个混乱的行为。一切都集中于症状：在进食手册中记录吃的东西，情绪，什么时候贪食，如何避免贪食，如何选择更恰当的食物（如果无法避免的话）。不要再贪食，做不到的话，学会健康贪食也行！

但是，我觉得，试图长期控制贪食而不掉入抑郁状态的想法是乌托邦。在症状背后，贪食症患者们过得好吗？

因为我曾经是贪食症患者（更因为我现在不是了），我知道这不仅仅是避免或更换行为的问题。吃东西吃了一整天，当然很可怕；一天呕吐20次，当然很疯狂；每天早上起来就只想着食物，直到晚上，夜里，甚至梦里也是如此，当然很痛苦。但也有剩下的一切，特别是我对生活的恐惧，感觉哪儿都没有我的位子，感觉我什么都不是。

很多人认为催眠足够深入，可以帮助"解除魔咒"。但是贪食症是一个症状，删除了它，很快会以其他形式再现。

还有精神分析。但是精神分析面对的是神经症*，贪食症患者是神经症患者吗？从我的来访者和我自己的情况看来，我认为其中大多数不是。

然而，我在很长时间里都认为精神分析是顶尖的解决之道。我自己也曾躺在精神分析的躺椅上。这帮我理解了很多关键的问题,我甚至有了很重要的进步,但是我没能完全走出来。

直到很久以后,在法国、欧洲和美国参加了一些团体治疗后,我才发现了我的脆弱性从何而来。和大多数神经症患者不一样,不是无意识的冲突让我痛苦,而是超级敏感性阻止我建立足够自信和舒适的人际生活。如同牛顿的苹果落到他头上那般自然,我有了一个想法:对和我一样需要重建一切的人来说,团体治疗是带来改变的神奇工具。这是个极佳的练习,练习表达和处理人际关系。

既然没有针对贪食症患者的有效治疗,我决定用上所有帮助我重建自我的方法,制定一个强化团体心理治疗方案。我把团体看作理想的实验室,结合精神分析对无意识和情绪的工作,不谈论过去和症状,因为所有的个人困难都会在团体成员的互动中反复出现。所以每个人不仅能看到自己和他人身上运作不畅的东西,还能在角色扮演等练习中训练自己停止重复,找到其他的存在形式。

为了在此结束同各种贪食症疗法的辩论,我想说:

药物,住院治疗……可以,但是作为辅助(如果必要的话);

深入的营养学教育……为什么不呢,如果作为最后的润笔;

认知行为主义团体治疗……也可以,但是一定要针对身份认同和人际关系问题;

至于精神分析……当然可以,精神分析家在精神分析中学会了通过转移①和反转移②来和人们很私密地进行部分工作……但一定要适合"非神经症患者"。

---

① 国内通译作"移情"。——译校注
② 国内通译作"反移情"。——译校注

第三章　人们对我说些什么

在电视节目播出之前,《医生日报》[①]发表了一篇我写的文章,这篇文章获得了好评:"贪食症对所有治疗师而言都是个难题。凯瑟琳·艾尔薇的释读和提供的解决办法不仅仅是文献,值得一读。"

事情开始变化了。一切来得很快。《ELLE》杂志[②]意识到贪食症的巨大影响,邀请我谈谈这个病以及我治疗的理论依据。文章引言中写道:"……因为快乐而吃多了时,是嘴馋,由于强迫念头吃多了时,是贪食症。这是一种长期被忽略的真实疾病,现在开始能够被治疗了。"

这篇文章,还有之后的所有文章,让众多孤独的人们认识到:办法是有的。

读者来电

文章发表后,我每隔十分钟就接到一个电话。绝望的女人和少女们,手足无措的父母们,惊呆了的丈夫们,所有人都反复说着相似的话。不管怎么样的境遇、个人经历、年龄、社会阶层,他们都同样焦虑地呼喊:"贪食症阻止了我生活。"

我总是这样回答:"也许您并没有意识到,不是贪食症阻止了生活,而是因为生活不下去,所以贪食。"

听到这话,人们很吃惊。这些人通常表面上看起来一切安好。学习优秀,有很好的家庭、丈夫、工作、孩子和房子。当然,并不是

[①] 1983年4月26日《医生日报》。
[②] 法国知名纸媒。——译者注

所有人都这样。也有早上起不了床的，从一家医院转到另一家医院，除了贪食没有力气做其他任何事的。

有个20岁的西班牙女孩就属于最后这种情况。有一天，她母亲绝望地从马德里给我打来电话："我不知道怎么办。我看着女儿在我眼前自毁。我准备和她一起来法国。您能见我们吗？"

我问："您的女儿会法语吗？"

她回答："不会。"

"英语呢？"

"也不会。"

我犯难了。我解释说我可以见她们，但是如果不参加团体治疗的话，没什么用。这个西班牙女孩既不会法语也不会英语，我又不会说一个西班牙单词，事情看来不好办。她母亲一再坚持："女士，我很绝望，一定要找到办法。我不能任我女儿这样不管。"

我被感动了。她们远道而来，我也竭尽所能。我同意她女儿带一个翻译。即使她们的交头接耳有点干扰大家，但我肯定这个年轻女孩和其他人一样进步着：我在国外的受训经历告诉我，情绪的语言是国际化的。我们可以尝试在这门语言里相遇。

几年前，有一个类似的案例。一个年轻的以色列女孩，她只会英语。我和几个患者可以用英语同她交流。即使她只来了十来次（一旦贪食减缓，她就不来了），每两三个月一次，但她进步显著。这个西班牙女孩完全有机会康复，即使这对她来说比其他患者更难。几次团体治疗后，她表达了她最深的感受，这是她使用西班牙语表达时也从来没有过的事。

读者来信

我也收到了很多来自四面八方的信件。有的只是询问治疗方法，但更多的则是一些震撼人心的真实呼救。信总是由绝望的抽泣开头，以希望的语调收尾。

"我给您写信因为我已经不知道如何才能走出来了。今天，我只能通过食物生活，为了食物生活。它成了我生活的主要理由……

帮帮我,告诉我该做什么。我非常期待您的来信。"……

"我读了很多关于您的文章,我决定给您写信。我非常痛苦。我羞愧得要死。我试过很多办法,可是贪食症总困扰着我。"……

"我要死于贪食症了,医生们束手无策。我的毅力完全被毁了。"……

"贪食,恐惧,羞愧,哭泣,快要爆开的衣服……我很害怕,我想死。"……

"四年来,我每天都吞掉一公斤巧克力,外加八九块蛋糕。我尖叫,破坏,充满了无法控制的能量。"……

"我只想到一件事,自杀。"……

这样的句子总是反复出现。他们为了吃而生活,他们吃而没有生活。他们都有同样的需要:向我描述症状的"恐怖"和不同表现形式。有的吐,有的不吐;有的一天爆发20次,有的一个月3次(靠极度的自控);有的才开始没多久,有的已经很多年了。我也看到近千种不同的细节,他们都强调着恐怖,丝毫不疑心隐藏在惊心动魄的症状后面的重点。他们也描写了一些附加症状。

"除了贪食,我一直有消化问题,我很累,怕冷,有循环系统问题,我的手部皮肤脱色。"……

"我有消化问题,脸和手水肿。"……

"我五年没来月经了。"……

"我的腮腺因为呕吐而肿大,我的脸因此很大。"……

"因为呕吐,我的牙齿掉了。"……

由于胃液的酸性,牙齿损坏在自我催吐者中很常见。我有痛苦的亲身体验,当时我的牙医不相信牙齿损坏是暴食和呕吐的结果。今天,我修复了我的牙。但是我许多迷人的患者们不再敢微笑。

这些信多多少少反映了人们内心深处的痛苦。他们通常感觉生活没有意义,而且把痛苦归因于贪食。这简直是本末倒置:贪食的原因,是痛苦。

不同的年龄和社会文化环境,每封来信都给我描绘了一幅不同的图画。有和父母沟通困难的 16 岁少女,有不能集中精神备考的大学生,有说自己嫁得不好的 40 岁女人,有的还算过得去,有的掉到"深渊"里,有的给我讲一切如何开始……以下就是一些来信的节选。

新闻专员玛丽·诺埃尔:"我感到对自己厌烦到了极点"

我眼前有两页纸,是好朋友从电视节目单上撕下来的:11月5日,贪食症节目播出。那天,我在突尼斯。10月26日自杀未遂后,我还活着。这些都不重要。事实上,在什么地方一点也不重要。十年了,地狱在我脑子里,我走到哪儿就把它带到哪儿。有一天,一切开始变糟,连我自己都不清楚是为了什么或者为了谁。所有我知道的,就是从这时起,我所有的行为都是一种纯粹的自毁,其漫长残酷的程度完全符合酷刑的定义。卑劣而又丧失人性。

我感到对自己厌烦到了极点,且慢悠悠地,不错过其中任何一个步骤。

从厌食症、贪食症再到地狱,完全是经典路线。厌食的时候我体重只有 42 公斤(我身高 1 米 74)。我持续消瘦状态达 6 年。1982 年,情况不知不觉地有了翻转。

开始是一些轻微的小发作,愉快的贪吃。不过由于我全吐掉,我还更瘦了。完美极了。只是我脑子里开始真正有问题了,恶心渐渐地渗入。离本科毕业还有一个月的时候,我第一次服用过量的安眠药。自杀没成功,我还拿到了本科文凭。这件事以后,家人极力赞成与我分开,认为分开是有益的。我死心了,到英国的一个中学当法语助教。

完全不用说,"这东西"和我寸步不离。贪食症从此再也没放过我。可以说,我参观英国是沿着公共厕所的地形图进行的。四个月后我回来了,精神不振,消化器官也不行了。尽管如此，我重返大学读研。考试前两个月我受不了了，焦虑吞噬了我。

我吃得越来越多，呕吐也成比例地增加，体重维持在42公斤。1983年，我到波尔多一个公共关系学校就读。我差点儿放弃，"猛兽"总在骚扰我，但是我坚持了下来。就在那年，疼痛越来越厉害，我做了一次纤维内窥镜检查：多处胃溃疡，还有严重的食道裂缝。肠胃病专科医生毫不隐瞒地说我随时面临消化道出血的危险。我停止了呕吐，但四个月后不得不重蹈覆辙。

最终，我住院一个月。为了不长胖，我把饭菜扔到厕所里。1984年11月，我在一个文化协会找到一份公共关系秘书的工作。1985年没什么惊喜：2月，我重新开始呕吐，扫光家里的橱柜、地下室和冰箱。

家人开始感到厌倦和无能为力。气氛太恶劣了，我只好租了一个公寓，完全放纵自己混乱的饮食。

到现在为止，我独自住了一年了。一年来我的生存空间缩减到冰箱与厕所便池的来回距离内。每天，甚至一天五次，我总感到被一股地狱般的旋风占有、黏住，迫使我吞下成吨的熟肉制品、饱含脂肪和卡路里的饭菜。

我的财政状况让我惊慌失措。八个月来我尽力在透支上挣扎，储蓄账户上的钱都拿去填补日常账户开销了。我父亲不得不帮我交税。至于其他，呕吐变得非常困难，我竭尽所能地吐，10分钟后停下来，气喘吁吁，眼里含着泪水。

现在，我接近65公斤，浑身疼痛，堆满了橘皮组织和不良脂肪。我恨我的身体，我讨厌每天早上幻想："不，今天不。"然后只隔了几个小时，就为了清静拔掉电话线，不应门铃。最糟的是半夜醒来，为第二天早上要吞吃什么纠结。而且我无法控制这些冲动，即使我想"我不能呕吐"，"我会长胖"，"我可能说不准哪天就因病痛而死去"，即使我的银行账户状况让我吓得发抖。

还有因为吃过多泻药导致的长期腹泻。还有人们怀疑的神情——有时太难独自承受了,我会找人倾诉。他们的神情在说:"这是演电影吧?没人可能一次吞下四五公斤的食物。""比起你的屁事,我们有更需要操心的事儿。""到别处去发你的神经病,我们烦了。"

我仿佛在一面透明的镜子前,看着其他人变化而无法交流。我仿佛是一个空贝壳,我不再能说话,不再能假装,我焦虑害怕得要死。我越是自我封闭,症状爆发越是强烈,不可抑制。我不再有力气抗争。四年的心理治疗,再加上四年的精神分析,什么也没改变。我刚换了一个女分析师,继续请她治疗。

是她让我联系您,为了在和她工作的同时,从另一个方面战胜症状。我认为两条战线同时冲锋是我唯一胜利的机会,因为我太累了,太没信心了。但是我感到没那么孤独了,因为我知道我身边有不少人看了或听说了您的影片,或许他们不再把我看作为了与众不同而编造故事的捣蛋鬼。

我想哭。这个月23日我就26岁了。可以说这被人们称作最美青春的几年对我而言是可怕的浪费,十年的困境,十年的不被理解,死亡就在眼前。我想我的信是最后一个投到海里的瓶子,我希望下次不会在医院急诊室里醒来。我太想找到酣然入眠的感觉了。

原谅我写了这么多,有时,只有写作可以让我松口气。谢谢给我提供信息,如果您认为我还有救的话。

玛噶丽,16岁:"我特别需要的是心理帮助"
女士:

我在《二十岁》杂志上找到您的地址,我犹豫了很久才决定给您写信讲我的情况。我对此很绝望。

自我介绍一下,我是一名 16 岁的女孩。

我的问题如下:我 12 岁就得了贪食症。开始是因为我很胖。我发现了吃完然后吐掉的方法。我以为全世界只有我这么做。我觉得这个办法"棒极了"。因为我略微有些胖,这让我自卑,但我又很贪吃。要是我想瘦,就得少吃些。有了这个"药方",我什么问题也没有了。很短的时间内我从 59 公斤减到了 45 公斤。当然,我父母什么也不知道。他们很吃惊地看到我吃这么多还变瘦了。近两年,一天 1 到 15 次,我把自己塞满又吐掉。我越来越弱,什么也不想做。我本来就害羞,这样更陷入了孤独。

很快,我意识到食物对我是真正的毒品。我再也受不了了,向妈妈坦白了一切。她被吓住了,惊恐得不知所措。她带我去看普通科医生。医生说教了我一番,但没有任何用,我还是继续贪食。不久,我满怀期望去看一位营养师。我想要不计一切代价走出这渐渐毁掉我的地狱。医生给我制定了一个非常严格的营养饮食计划。这造成了颇严重的低血糖。一个月内我一次也没吐,但是我非常烦躁。

在这之外,我和父母之间还有些问题。我很爱他们,但是我和他们没什么交流。在饮食控制的那个月内,他们不信任我,这让我泄气。现在,我又开始了贪食。最让我担忧的是,我的症状越来越严重了。比如:

——腹痛;

——肠痛;

——唾液腺肥大;

——肌肉无力,抽筋,疲劳;

——我还有些失忆,头晕,曾经失去知觉;

——特别让我难受的是食道炎,仿佛有酸液一直冒到喉咙。

所有这些都让我担心,因为在学校我不再想学习,我曾经很喜欢运动,现在也不想做运动了。我沉迷于电视或厨房……

但是最让我担心的,是我一直想自杀。

我不想活下去了。我想死。如果没有如此爱我的家人,我早就活不到现在了。我只能哭,想些悲伤的事。我没有勇气自杀,但是我知道,如果我继续这样,如果食物继续困扰我,我想我会死的。我的表姐告诉我一个 17 岁的女孩死了,因为她悄悄地贪食。在我这个年龄死去太可怕了,特别是我还不能告诉任何人。于是我给您写信了:我只需要您给我一个建议。我认为,我特别需要的是心理帮助。

玛噶丽在这封信里认为自己像得感冒一样"得了"贪食症。同时,她认为自杀更有勇气,更体面。

帕蒂丝娅,18 岁:从厌食症……到贪食症

在此附上我的病史。

1983:这一年的新学期开学是我人生的转折点。事实上,6 月底的时候,接近高中毕业考试,如果失败的话我会受不了的。无论如何,我已经下了决心,即使很害羞,我也要成为一个有抱负、聪明、谦虚的年轻姑娘。

但是有一点比其他都重要:外表。我想变苗条(我身高 1 米 61,体重 55 公斤)。饮食控制、运动、学习,加上铁一般的意志,很快,1983 年 12 月开始,我体重 50 公斤。

1983 年 12 月。我变瘦的决心更加疯狂。一点脂肪一点面粉都会被我挑出盘子。我成功地引导着全家人的饮食……圣诞节,我体重 46 公斤。父母很担心。就是这时候,我开始看精神科医生。

厌食症。我得了厌食症,家里气氛很紧张。我乐于欣赏和保持我的骨感身材,我的父母对此惊恐万分。

1984 年 1 月:我的学习成绩突然下降。我常常感到疲倦……两次滑雪度假让我短暂休息了下,有了一点勇气。

6月：我决定走出困境。我的力量回来了。体重43公斤。

7月：我和四个同学去野营。正好我负责饮食,食物很困扰我。

8月：英国。我住在一户人家里。我吃得太少且太不规律,以至于开始饿得发慌。我被吓住了,但是生活的勇气占了上风。

9月：开学,高中毕业考试,新学校,新起点。贪食症。恐惧。我害怕,想死。我是一个怪物,我所有的抱负都化为乌有。但我还是决定和拉康派的医生开始精神分析治疗。我有些知道我的问题不能归结到食物上。我翻遍了相关书籍和文章。在充满脂肪和淀粉的极度饥饿的间歇,有了一些小小的正常时期。但是,很快,贪食占满了每一个空闲的时刻。9月时我体重47公斤,1月长到了65公斤。班上的同学都不理解,我非常羞愧。现在我知道了精神分析很个人化,也很慢。但是等到有效的时候,那不就太晚了吗？

现在是3月,贪食症更严重了。高考临近,我完全受制于我的病症而无法学习,失败让我想死和想吃。我很绝望。

在这个"贪食症日历"的开头,她的目标是成为一个"有抱负、聪明、谦虚的年轻姑娘"！所以,她认为自己还不是。这种身份问题正是厌食贪食症的核心。我们可以寻思她所谓的"聪明"、"抱负"、"谦虚"是什么,这些价值观对她意味着什么？它们是家庭价值观念(或反对家庭价值观念)的模式吗？她的无意识在这里面获得了什么好处？

我们发现帕蒂丝娅对外形的强迫症同对食物的强迫症是相联系的。然而,她告诉我们她在开始节食时并不胖。

她接下来谈到了厌食症,她最终得到了骨感身材,这也是某些贪食症患者的特点(在暴食后洗胃,或长时间禁食)。

塞尔维娅，31 岁，教师，不呕吐的贪食症患者："我想我知道我不幸的起因"

我今年 31 岁，贪食 15 年了。我吃下大量的糖，如巧克力和果酱，但是我从来没能成功呕吐。我想我知道这不幸的起因：不幸的童年加上成年后完全没有家庭生活。幸运的是，作为教师，我的职业给了我一些满足。

值得注意的是塞尔维娅不呕吐，尽管她也试过，但她说她从来没能成功。她把贪食症归因于"不幸的童年"。但是不论这不幸童年的真实遭遇是什么，它能有如此的影响力，可能是因为她很小的时候就超级敏感。如果另一个孩子也经历同样的童年，可能不会如此痛苦。

这封信还指出了，有一些贪食症患者尽管处于困境，还是能很好地融入社会。这也是夏洛特的情况。

夏洛特，30 岁，专科医生："我病了，我疯了，完全疯了"

我 27 岁，我是医生，我活得像个老处女。我怕变得很肥胖。我得了一种精神厌食症，暴食和呕吐交替。我感到自己正在精神分裂的路上。

我的故事追溯到什么时候，我有些忘了……可能有 7 年了。我那时在念医学院二年级，我记得我已经开始偷偷地吃东西了。

我记得，准备高考的时候，我每天下午吃很多的糕点，体重长了几公斤。这时，我姐姐还在家里，她的节食让我很烦。

然后发生了什么？我在一家超市工作，长胖了很多。之后我进了大学，在大学里我有些胖。我很怕这个充满竞争的地方，我隐藏自己。我不记得那时候有没有暴食。我姐姐结婚了。我突然成了家里的长女。我也开始愚蠢地节食。学医的第二年，我开始了吃后呕吐的习惯。我记得上完解剖课回家,扑到食物上,然后无法学习工作,因为胃很沉重。于是我呕吐。从这时起,我开始把下午茶和甜点带回家并吃光。我时不时自我引吐,而且吐得很少。我很害怕。

接下来的时光很模糊。但我记得,成为住院部医生的第一年,每天我都在房间里呕吐,装在塑料袋里,第二天早上再扔掉。我和父母一起搬到很漂亮的新房子,我希望有所改变,但没有。我很喜欢新屋子,但搬家当天晚上我就吐了,之后每晚如此。为了不让父母闻到,我吐在房间的纸篓里,而不是厕所里。

就这样持续着:每天,回到家,吃得近乎窒息,再全吐掉,在他们和我自己看来都是从未有过的羞愧、焦虑和毫无价值。我吃,我吞,然后清空,让自己吐得翻肠倒肚。

昨天,我又没忍住。我本来决定打破这个持续了7年的恶性循环。我说"停",但我失败了。我回到父母家,他们不在家,我吞了又吞,然后吐,然后又吞,然后又吐,然后又吞又吐,然后又吞,又吞,最后都留在肚里了。那一夜糟透了。我有些水肿,早上醒来已经面目全非。我甚至不敢起床,于是一直躺着。

我病了,我不知道我是疯了还是精神分裂了,但是我想自救,我想做到,我一定能做到。

啊!我的上帝!帮帮我!

很长时间里,某些精神科医生和精神分析家[①]与夏洛特一样,认为贪食症是精神分裂*的一种形式。在国际精神病学书籍中,某些被诊断为边缘性障碍*(不正常也没发疯,处于二者之间)的患者有食瘾症状。在我所属的人本主义治疗体系中,我们回避这样的诊断,我们不喜欢给人贴标签,我们希望在谈论中不使用"精神

---

① 如:宾斯旺格(L. Binswanger)、布洛勒(P. E. Bleuler)等。

病"*这样的词汇。当然,精神病是存在的,精神病患者有神经生理机能障碍。在这种情况下,精神病医生的介入是必须的。但是临床心理学家们寻求的,更多是理解症状对无意识的意义。它们是对成长环境的回应吗？如果是,这样回应的意义是什么？

某些在某种状态下来找我咨询的人(看后文安娜的案例),我还是会寻思他们是不是精神病性的。实际上,精神病人有一套特别的运作系统,他自己完全封闭其中。如果我没有理解这个系统,我不可能进入他的世界。一个精神病患者不会真正地走向他人。相反,当我发现来访者不是精神病性的时候,我觉得我必须在人际关系的层面直面他们,让他们走出自闭的"防空洞"。通过"摇晃"他们和由此产生的情绪,他们身份的真实部分可能会很快出现。

再回到夏洛特的信,我还注意到：她认为自己活得像个老处女。实际上,她是个非常漂亮性感的"洋娃娃"。她经常使用"害怕"这个词。害怕本身并不是症状,它是不可缺少的。害怕、生气、快乐、悲伤是四种基本情绪。对害怕我们什么也做不了,对生活来说它甚至很关键。但是贪食症患者害怕的剂量太高了,它让他们瘫痪,它通常是他们的主导情绪。食瘾症治疗的目标之一就是让患者减少害怕。

夏洛特想要"忍住"。这是贪食症患者的典型表达方式。好像这只是一个简单的毅力问题。好像毅力是存在的。毅力属于意识自我,而贪食症的存在是为了满足无意识。

她在结尾处说"我病了"。厌食贪食症患者几乎都把自己当作病人。我给他们解释说,他们不是病人,他们只是在身份认同和与自己交流上有问题。当然,上瘾可能造成一些疾病,但它本身不是一种疾病。

另一个错误观念：死亡。贪食症患者认为贪食会导致自我毁灭。她们确实在身体上折磨自己。但这其实是很微小的一部分痛苦。事实上,贪食是他们自身唯一在表达的、鲜活的一部分。我甚至能说是最好的一部分,因为贪食让他们继续活着。

埃蒂特,30 岁:"失业,体重 26 公斤,口袋里没有一分钱"
亲爱的凯瑟琳:

是的,心理治疗曾经给了我很宝贵的帮助,但每次停下来,我又重新陷入深渊。当我不再有力气抗争的时候,体重、精神状态、健康、能量、人际……在我看来都不可逆转地下滑。

失业,体重 26 公斤,口袋里没有一分钱,上帝!怎么办?这个身体不是我的,我再也受不了它了,它是我自己打造的外壳,是我在他人和我之间放置的屏障。我懒得呼救,因为我非常清楚,我周围的人都被我弄得很累了。

我还在这里做什么,完全空虚,死气沉沉;我没有生活,是的,我没有生活,然而我多么想要生活。生活,更好地悦人要先悦己。

没有钱,无法求医……这太不公平了。如果说我今天宁愿自闭,咬紧牙关忍耐,不"求助",是因为我知道,是的,我知道没有人,除了我以外没有人能解决这个复杂的问题。生活的困难?为什么如此强烈地希望拥有一个真正的女人的身体?

很快我就要 30 岁了。从 16 岁开始我就拖着一个受伤的、没有曲线的身体。今天,我想要一个孩子,我想当妈妈,给予生命。但是男人们看我的眼神从来没闪亮过。

我认为自己不是贪食症,而是厌食症。我有机会走出这个地狱吗?

埃蒂特说她是厌食症。我不了解厌食症。他们很少求救。通常是父母催促他们去求医或咨询。我不知道她是不是厌食症,不能只看她的体重,我经常有体重不足 30 公斤的自我引吐型贪食症患者。

像埃蒂特一样,贪食症患者感觉没有居住在他们的身体里。这也是为什么有的治疗师会建议她们接受"形体"心理治疗(与必要的医院治疗同时进行,特别是体重超低的情况)。

至于我,我不认为身体在一边,话语在另一边。首要的并不是身体的病,而是同自己、同他人的病态关系。

伊萨贝尔在纪录片里说得很好:"不是我的肚子'病了',而是我的脑袋!"

再回到埃蒂特,我们被她对生活的渴望感动:"我没有生活,然而我多么想要生活。"

很明显,贪食症患者处于抑郁的边缘,然而真正抑郁的人什么也不再想要。贪食症患者们却在生的强烈渴望和不能做到的失望中不停摇摆。

更好地悦人要先悦己……总是更好,更好,比完美还要完美来增加被他人接受的可能性。他们从摇篮起就生活在被抛弃的害怕中。

弗朗西丝,23 岁,儿童玩具馆的活动辅导员:"如果人们知道我的真实生活"

这封信在我收到的上百封信中十分典型。弗朗西丝很好地描写了在平衡表面的背后,与贪食相关的社会行为的紊乱:

> 这个玩笑持续了 7 年了。即使有正面的进步,但我依然还是贪食症患者。我的整个生活都围绕着食物打转,如果我们可以把这叫作生活的话。这明显限制了我和他人的关系。最轻微的社会来往对我而言都是无法胜任的:这阻碍我回到小窝找吃的。更别说见人了,别提周末外出……这太令我焦虑了!
>
> 然而,我还是跨越了某些障碍。首先,我承认了我的贪食症,并告诉了其他人。这并不简单。但是我没有全说。然而,我进食的数量和营养不良的消瘦太不匹配了,人们很不明白。所以,我不得不说:"是的,我总是吐掉所有我吃的东西。"

然后需要接受治疗。但还是马上承认好了,这行不通。我几乎要说我不想痊愈。也就是说我在等待奇迹。

在等待的同时,我在工作中保持表面的安然无事。有时我对自己说:"如果人们知道我的真实生活,他们会认为我该进精神病院!"

……

在度过了一段极度抑郁的日子后,我过着填满又倒空自己的生活,不开玩笑,我获得了现在的表面平衡。我的工作是个很必要的坐标。我努力保持一天吃两三顿饭。明确一下:我吃的有三四个人那么多,总之,我会吐掉所有吃下的东西。

现在的问题是,在一切规则之外,我自己构建了一个微小的生活,微小的世界,当然,我独自一人在里面。和伙伴们共度一个晚上?我只会有一个念头,回家吃东西。这很蠢,但就是这样。

为了摆脱困境,我尝试了一些心理治疗。心理医生说:"告诉我经过您脑海的东西。"

我做不到!我知道我的问题的根源在于动荡的家庭生活,但是我还没有办法清楚地表达。我在电视里听到您的团体治疗的特点是直面,参加者不能假装,只能被迫超越自己的极限。我知道这样"踢屁股"的方式对我有用。这是我给您写信的原因。我23岁,仅仅想生活。

米歇尔,45岁,两个孩子的母亲:"我越来越难保证给予她们平衡的教育"

女士:

我给您写信,是想要您给我建议。您解释了我的不幸,但您知道,所有和我一样受苦于贪食症的人都如此。我到了一天有规律地呕吐两次的地步,周末三次或更多。现在,我在放假,下午两点,我已经贪食了两次,接下来的一天真让我害怕。

但更让我害怕的是,我有两个年幼的女儿,我越来越难保证给予她们平衡的教育,因为我自己缺少平衡。一点小事就会让我变得有攻击性和不耐烦。我很怕体重增加,很焦虑,在贪食过后,我什么都做不了。我能做的,就是吐,然后服用轻泻剂和利尿剂。这样已经快两年了,我很清楚不能这样继续下去。

请给我推荐能让我走出困境的医生或某个人。

贪食症患者的悲剧在于,他们完全被自己的痛苦攫住,无暇照顾孩子。幸好,我经常看到他们懂得在不多的时间里为孩子腾出足够自由的空间(他们自己如此缺乏的自由)。

做一个患贪食症的妈妈不容易,在下面的信里我们会看到,当一个贪食症患者的妈妈也不容易。

丽莉安娜谈她的女儿:"最近我看到她把四打鸡蛋拿到楼上卧室里"

亲爱的女士:

我很有兴趣地反复阅读了您的文章。在我们年轻时,在经历了一些艰难考验后或孤独时,为了把这些从生活中抹掉,我们多少都贪食过甜点,然后内疚,呕吐,等等。这并不奇怪。

今天我给您写信,是因为我为我女儿痛苦了8年了。她今年33岁,8年来贪食并呕吐。开始的时候,很可怕:面条,土豆,数十盒沙丁鱼罐头,甜牛奶,果酱,糖果,所有这些混合物最后都被吐在厕所或浴室里,或从窗户扔到花园里。还不算那些我不在的时候(我是商务代表),她很快擦掉呕吐物,还不算那些气味!我那时刚买了一座别墅,有五间房,带车库和花园,我对自己说:"我们现在会很幸福!"

独自一人抚养两个孩子,经历了很多磨难后,生活开始微笑:我的女儿在巴黎工作了。

......

别墅朝向太阳,我在周围种上了侧柏、加利福尼亚的女贞树、果树,有一个露台和草坪……这一切都让她入迷,某些长周末她都会过来。

我不满她放肆地吃喝,为此哭泣,所以她在我不在时来,我一回家她就走。最近我看到她把四打鸡蛋拿到楼上卧室里。我看到她在十分钟内吃了五盒沙丁鱼,一升巧克力牛奶,一个蛋糕……每次都说"哎呀,我肚子痛",然后去呕吐。她早上需要50升的塑料袋、很多空的鸡蛋盒子等来装呕吐物。我看到她大吃一块八人份的腊肠蛋糕,一块火腿比萨,还有水。她没钱的时候,就吃一大盒八人份的土豆泥。我看到她在自行车上装满食品,全都是批发来的。

当然,这时候什么都动摇不了她,不管是指责、愤慨还是眼泪,甚至暗示她世界上存在饥荒时,她回答说:"只有我才会饿死。"

不用给您说,这让她变得神经兮兮。她身高1米70,体重却在50和56公斤之间。有时她像个老女人,有时她看起来疯了。

只有我知道原因:她害怕被跟踪,幻觉一个男人威胁她,十分焦虑。她谈得不多。有一段时间,我以为她在做"生意"或站街拉客。我知道不能太让她烦或生气,因为她什么都做得出来。最近,她用铅笔刀轮番威胁我们,要我们让她安静。在暴食和呕吐之后,她睡觉,有时候一整天……

同时,她是一个好心肠的姑娘,同情不幸的人,也意识到了她给我带来的痛苦。

她哥哥不想再见到她。她没有未婚夫,总是独自一人。我是唯一一个不会丢下她的人。我们每两天就通一次电话。她告诉我会努力停止贪食。但她会撒各种各样的谎。她一个月挣1500欧元,没有积蓄。她总穿牛仔和开襟衫。要是您能看到1977年的她就好了,那时真是个漂亮的姑娘:身高1米70,体重60公斤。就像一朵花一样。她现在还是漂亮,属于细长型女人,但是干瘪,不修边幅。她的牙被腐蚀了。她浪费着生命。她自己也感觉到了,但停不下来。然而,我知道她就缺一点顿悟。

我最终装作什么都没看到。我总是害怕她会因此死去。我还是得向她表明我没有受骗,试着帮她。她对此是感激的。她逃避医生,不好好照顾自己,只用一些药膏和片剂。

我很绝望:除了她,我不再有家人了。我儿子结婚了,我再也看不到他。

或许您能够试着见见她,邀请她,让她谈一谈……当她愿意的时候,她十分迷人。她懂得送很多精巧的礼物。她心肠很好。她珍惜真正的友谊。

附:要像一个朋友一样叫她的名字。

这封震撼人心的信展示了这个母亲有多么想保护她的女儿(像保护一个孩子一样),还有父母在面对孩子贪食行为时有多么无能为力。这个悲惨事件混合了帮助的欲望、某些理解,和同时存在的、无意的纠缠。

某些父母不"知情",其他人则极力大事化小,在所有情况中,他们之间相互都不理解。这就是为什么我有时会为贪食症患者和他们的父母、伴侣举办一些谈话会。其他人的话语有时比一起生活的亲人的话语更有效。

莫里斯,54岁,高级管理人员:"我的妻子不再像以前一样看我"
女士:

您在您的节目中没有说起男性贪食症患者,然而,我就是其中的一个,并且不知道如何走出困境。一切都是五年前,经历了一些职业烦恼后发生的。我身高1米75,体重85公斤。

工作还行,但是当我在家时,我不能阻止自己大吃大喝,毫无节制。我试过几次节食,但从来坚持不了很长时间。对我自己来说,我的体重并不困扰我,但是我感到我的妻子不再像以前一样看我,我的外表让她恶心。

您能为我做些什么吗?除了您,我看不到其他什么办法能成功减肥。

艾里克,25岁,公务员:"考虑到我的健康状况,我必须做些什么了"

女士:

我不知道您的团体里有没有男性贪食症患者,但我真的需要您的帮助。我不胖,甚至有些消瘦,如果不是慢性肝炎让我必须注意饮食的话,我并不在意是否贪食。但是我控制不了自己,无能为力。比如,我能在两分钟内吞下好几升牛奶,就这样,就着瓶子喝,还有好几大块的卡芒贝尔奶酪和一些高脂奶酪。

看了您的文章后,我想现在我懂了以前我认为不能解释的行为。考虑到我的健康状况,我必须做些什么了,这关乎我的性命。

很少有男性说自己是贪食症患者。他们中某些人和女人一样对外表很在意,但大多数并没有这个问题,也不会因此去求医。一般说来,他们对贪食的抱怨比女性少。当他们来咨询时,就像这两封信中提到的,一般是为了某个附带原因。

第四章　初次会谈

有时候，并没有初次会谈：有些人住在外省或国外，他们读了关于我的文章，大概了解了关键内容，于是直接进入团体治疗。在首次体验后再决定是否继续。实际上，他们有两天的时间来对治疗有个具体概念。

但是，某些人不想跳过个人咨询就直接进入团体治疗。这样，我遇到了不同的情况。

有些人问我是否能治疗贪食症以外的问题：

"我有贪食症以外的其他问题，我想知道您的团体治疗是否也能帮助我。"

"您是否治疗症状背后的问题？"

我解释说，在我的团体治疗中，我只对症状背后的问题感兴趣，此外，我也接待不是贪食症的患者。

有些人只为贪食症而来：

"一切都很好。我在分析（或单独心理治疗）中解决了我的问题。只有这个该死的贪食症没解决……"

"我没问题，我认为不需要您的团体治疗。我只想知道除去贪食症的办法。"

还有些人说这是他们最后的机会：

"我为了走出来什么都试过了，您是我最后的机会。"

还有些人害怕团体：

害羞的来访者经常这样说："我害怕我不能在团体中开口。"

录像是人们变化的宝贵见证，但是我一般不会在初次会谈中使用。在某些人的同意之下，我为本书录制了一些初次会谈。你们会发现,这里面也有不同的情况。

斯特法妮在报名时兴高采烈,几天后却变卦了,因为她想在改变头脑前先改变身体。科莱特,年满50,精疲力竭。娜塔莉,迷人,"时髦",哀婉。最后是年轻的瑞士女人玛丽阿娜,一个月内胖了30公斤。玛丽艾尔,本书的后半部分有她在治疗结束时的采访。我选择她来做双重的见证(治疗前后),是因为她的案例很好地展示了,一个贪食症患者在治疗前后所说的话会有质的不同。让我们从玛丽艾尔开始:

玛丽艾尔和她的害怕

她来的时候完全属于惊慌失措的那一类女孩,寻找立即可得的答案。

她眼睛红红的,呼吸不均匀,我觉得她心神不宁。然而,尽管她很焦虑,但还是散发出某种女性魅力。她很苗条,黑色的头发有层次地削薄,穿着一套米色运动服,成功地把自然和优雅混合在一起。

我让她做自我介绍。她34岁,失业中,之前做了"很多各种各样的事"。

"其实,现在我的感觉是一事无成。我没能做生活中本该做的事。"

她想成为舞蹈家,但是在她以前住的地方,没有足够好的老师。于是她投入到了戏剧中。

"……然后,我想我开始生病了……我害怕一切……"

我问她这发生在几岁的时候。

她说:"我想是在重读高二的时候,我对自己说有什么事不对劲。我感到我的脑子瘫痪了,不再听使唤。"

她还是成功地读了两年大学,来到巴黎,成了贪食症患者。

她认为她的食瘾症是在第一次糟糕的性行为后立即发生的。"第二天,我无法控制地吃,吃,吃。我那时21岁。这个年龄发生第一次性关系已经很晚了。我已经很害怕了……我不再有月经,消沉了很长时间。然后,一切都开始让我恶心……

"我一开始完全是厌食者。这样持续了两年,在这期间我什么都没做……我去了国外。出发的时候我已经很害怕了。我知道我不正常,某个地方分裂了。

"……国外让我更受打击。我几乎是因为健康问题被遣返的。我进行了睡眠治疗,过了很多年才开始精神分析治疗。是大学里的一个女孩给我的建议。我一事无成,而且觉得自己无法做爱。

"……在第一次性冒险后,我遇到了一个男人,他是唯一一个对我说爱我的男人。我的月经重新来了。我成功地和他做了爱,但很快,他保护者的一面让我窒息……"

我问她现在是不是单身。她回答说"是",声音很激动:"我不再能和男人发生关系了,我想不能。"

我对她说我仿佛在她脸上看到了害怕和悲伤。

"……对,是的,是害怕和悲伤。我坚持了几年,因为我还是很快乐。但我害怕。害怕我想靠近的人。

"以前,我假装。现在,我不能再装了。人们越觉得我迷人,我越是害怕……我很害怕他们发现我很笨,发现我什么也不是,发现我一无是处。实际上,所有这些年我都害怕,怕所有和我说话的人……"

某种程度上,当我们总是害怕他人时,是因为我们过于关注自己。她和其他人的关系其实是一种非关系。她只看到自己,对他人的世界没有一丁点感知。

我问她在生活中是否有不害怕人的时候。

"当我没有感到有性的攻击的时候,当他们不用话语侵袭我,让我安静的时候。"

她是否有时也害怕女人?

"……是的,某些女人让我害怕,当她们有权力,或是比我漂亮、比我聪明的时候。"

她补充道:"我害怕性关系,但同时我觉得我需要它,我的厌食贪食症正是从此而来。我觉得如果我能出门去和随便哪个人做爱，贪食发作都会立即停止。我想我不允许自己有性需要。"

我回答她说，很长时间内心理学家们把性和贪食症联系在一起，在我看来，食瘾症得回溯到儿童发展过程中更原始的一个阶段。性在她那里可能是一个导火索，她的贪食症是和最初童年期的害怕联系在一起的。

她看起来好像被迎面扑了一桶冷水。"贪食症和性欲完全无关吗？"

贪食症患者还没到达欲望阶段，只处于需求阶段。他们仅仅需要被认可，感到被爱，因为他们不够自爱。通常，在性中投入很多的贪食症患者还是停留在上瘾阶段。

"也许您说得对。有时这能很好地让我平静。但是，说真的，即使在我拥有唯一的平衡关系时，我也并未停止抑郁。"

她说："然而，我觉得自己很女人！"她喜欢做爱。自从她接受情绪治疗后，她有性高潮，"也许甚至太强太猛烈。"

我为此祝贺她：除了她的害怕和抑郁状态，她已经学到了很多正面的东西。

她的脸松弛下来，一切并不像她想象的那样黑暗。

她沉默了很长时间。

"……但我的问题不只是贪食症和性问题。我不能忍受人们看我。这很恐怖！而且别人看不出来，因为我通常穿得很暴露。"

她眼里闪过一丝光亮，"我的精神分析师对我说这不和谐……甚至朋友们也不能想象：我恨我的身体，因为我的着装总是标新立异。"

我的电话响了。当我接完电话回来后，她对我说，她认为自己依然是"病人"。我问她是什么病。

"早上不能在镜子里看自己的脸，还有身体。总是觉得人是变形的。我没法忍受，甚至到了这样的地步：看见自己膨胀，膨胀，却叫不出来……此外我真的毁容了，脓疱长了很多年，脸上的皮肤让我痛苦得想尖叫。我也轮番有过一系列的症状,一个比一个更可怕。现在,是我的肚子。"

"有一天,一个女性朋友为了看我的裙子掀开我的上衣。我想我差点要尖叫,让她不要碰,不要看。"

我针对她的贪食行为问了几个问题。

"这让我难受也让我舒服。这让我平静。我有些时期几乎没有呕吐。当我和男友在一起的时候,两年内就吐了一次。但我还是很抑郁:这我很清楚。

"对我来说,贪食就像是给自己注射毒品。现在,要是我能找到一种毒品来代替对食物的需要就好了……而且我也喝酒,吃这么多让我太痛苦了。早上醒来的头痛,让我意识到:我喝酒喝得很多。"

我:"您具体的一天是怎么过的?"

她:"我不知道……下班后,我会回家,我会感觉不好,抑郁。当我想去电影院的时候,这个想法会一点点消失。我会什么也不想做。我会感觉不好。然后,我不敢回家,我对自己说:'希望不要,希望不要,希望不要!''如果某人能在街上把我捡走就好了!'我想,即使最后一分钟都行。回家的话,我只会感到不幸。开始,我正常地吃饭,我不知道发生了什么,但我还是继续。一会儿以后,我无法容忍身体里所有的食物,我会想扔掉它们。我感到自己很脏(因为无论如何,无法全吐光)。我又开始,接着几次。然后为了睡觉我吃一些药片……发作最厉害的时候是这样的。"

我:"所以,不总是这样?"

她:"不是,不然我也坚持不到现在了。"

我:"那么现在如何呢?"

她:"每天都这样。"

我:"其他时候呢?"

她:"会少些。如果我有个情人,有很长时间我不会想贪食,但仅仅是在关系开始的时候。"

她问:"为什么我会这样?"

我回答她说:"贪食症仅仅是一种为了达到放松的'镇静剂',为了安抚身份认同带来的焦虑。您只是和您的一部分生活,而不是和整个的您在一起。"

她哭了。我问她为什么。

她说:"因为我就是觉得我不是完整的我。"

我继续说:"团体是学习成为自己的一种有效工具。因为我们只有在面对他人的时候才能真正成为自己。这有点像一个浴缸。我们说一些事情,产生一些情绪,有时这些情绪能更好地说出语言不能表达的东西。"

她接受过情绪治疗*,她也许学会了走到眼泪的尽头。在我的治疗中,情绪不是目标,而是向导,当有人需要走到话语尽头的时候,它会给我信号。哭泣或发火是好的,但我们不只是孩子:我们需要用话语来表达痛苦。团体就像生活,我们是成年人,愿意的话可以自由地表达我们的感受。有些时候愉快,有些时候悲伤,有些时候无聊,有些时候感人,非常生动。因为每个人的任务是做自己。

我建议她至少尝试一次强化团体治疗(两天):"在这两天里,不要使用理智。仅仅让自己去体验,不必明白发生了什么;星期天晚上,您可以用理智来决定是否继续。"

她问我为什么一个月只有一次治疗,为什么留下如此长的时间间隔。

我解释说这样足够了。两天的团体治疗"搬动"了很多深层的东西,需要一个月时间来"消化"。此外,有些住在外省或国外的人两个月来一次。他们经历过团体治疗后会感到内在的巨大变化。

她说:"通过和一些受同样折磨的人说话,我感到迈出了一步。"

注意,她并不是想来参加俱乐部,或来寻求支持。这是有深度的个人工作。建立友谊是可能的,但每个人只能独自面对他人,去发现自己真正的位子。我们不谈论厌食贪食症,我们更多地是寻找隐藏在这个原始行为后面的自我的碎片。

她说:"我没发现我和我自己是如此不一致。"

我说:"您将在团体治疗中发现。您会看到,这将会被看到。"

她的眼睛睁大了。她很担心。内心深处有什么部分是她还不知道的呢?这是贪食症患者的一个大问题。她们害怕突然发现自己是变态或女色情狂……我把话说得相对一些,这个治疗不会给她们贴上新的标签,而是通过寻求真实,对她们的身份做些修正。

"实际上,很简单。想象一列不在轨道上的火车。它非常艰难地前进,前进,直到它被迫停止。因为没有轨道的话,发动机没什么用。"

她问我:"每个人都能走出困境吗?您每次都能成功吗?"

不是我,而是团体参加者。通过镜子效应,每次在他人身上发现自己喜欢的或不喜欢的、同意或不同意的东西时,每个人都能发现自己的一部分。有时,在他人身上看到自己不喜欢的一种应对方式,他自己也许会以同样的方式应对。相反,在他人身上看到喜欢的东西,会发现自己身上也有。

我接着说:"每次团体治疗中你都能找到更多一点的自我。不是在理智层面,而是一种即刻的整合。"

这个年轻女人有些担心:"这会让人换工作,换男人吗?"

我回答说:"生活不一定会改变。这会让人感觉更好,能量没有被浪费在苟且偷生上,而是用来完全地生活。就好像重新回到轨道上的火车。"

她问我自己的经历。我跟她谈了我自己,我的生活,我选择的治疗模式。实际上,我总是尽可能地透明。我认为,为了让贪食症患者找到自己的坐标,他们需要和治疗师拥有真实的关系,一种平等的关系。如果作为治疗师的我说出自己如实的感受,他们手里就有了所有的牌。

这个想法并不新鲜。在弗洛伊德时代,著名的精神分析家,也是弗洛伊德的朋友费伦奇①发现,通过对患者坦承自己的感受,患者"进步"得更快。在美国某些治疗学派中,这也很常见。

斯特法妮:"我的体重阻止我生活!"

斯特法妮通过媒体知道了我。在电话中,她告诉我她患了肥胖症和贪食症。她什么都试过了,什么都不再相信。她已经走投无路,接近自杀边缘:"我的体重阻止我生活!"

我在下个月以前都没空。我在她的声音里听不到绝望,但是我知道对贪食症患者来说,这说明不了什么。为了以防万一,我让她第二天就来面谈。

打开门,我看到一个高大丰满的年轻女孩。漂亮的乳白色脸庞,艳黄色的长T恤配着一条直达脚踝的黑色帆布裙,金发,留着刘海,一个黑色天鹅绒在后颈处把头发扎了起来。她比现在的美女标准多15公斤,或最多25公斤。有趣又高雅的眼镜后面是她明亮的眼睛,画着漂亮的蓝灰色眼影,却没有任何情绪。珍珠质的皮肤衬托出嘴唇上鲜红的哑光唇膏。

我让她坐在办公室的沙发上,然后在她对面的一张椅子上坐下。

她再次沉着、冷静、率直地告诉我她在自杀的边缘,语气如同一个正在面试秘书职位的年轻女人的自我介绍。

在厌食贪食症患者中,这种从容的面具是很常见的。我看到过很多这样的人,美丽、笑脸盈盈,让人完全看不出、听不出,甚至猜不到有烦恼在困扰他们。如果说到目前为止人们都没有严肃地对待他们的问题,这并不令人惊奇。即使是我,如果是在街上或其他地方遇到他们,我都不会注意到他们的不幸。

斯特法妮用冷静果断的语气开始讲述:"我贪食已经有4年了。我长了35公斤,因为我不吐。看吧!我不想再贪食了,我特

---

① 费伦奇(S. Ferenczi),弗洛伊德最亲近的合作者之一,他创办并主持了匈牙利精神分析协会。晚期,费伦奇在实践正统精神分析的同时,赞成完全的透明,当他感到被反转移触动时,会毫不犹豫地谈论他自己的情绪。

别想变瘦。这看起来容易,实际上却很难!"

我问她是否尝试过自杀。

她:"三次……"

我:"您多少岁了?"

她:"21岁。我真的受够了,够了,够了,我走投无路,不能再这样下去了。我的肥胖让我和世界完全隔离。人们排斥我,我也排斥他们。我甚至打算为了减肥住院几个月,因为贪食让我长胖。我可以一周内减去五公斤,三天后又长回来。因为我不吐,我全部存了下来!每天都是突然发作,特别是晚上,我可以在五分钟内一次吞下六七个蛋糕或奶油多的东西。"

我:"之后您会觉得恶心吗?"

她犹豫了一下:"会,还是会的。"

我问她是否在读书。不,她是秘书。一个人住。她补充道,"总的说来……我不再有父母,不再有家!"

她说这些的时候语气冷淡,好像某个人告诉我她丢了一只防水的塑料表。我问她是如何失去父母的。她的父亲由于脑梗塞三分钟就去世了。她那时8岁。母亲变得抑郁,开始酗酒,使用抗抑郁药。有一次,她母亲混合服用了酒精和药物,心脏无法承受,去世了。这时她在准备高中会考。因为是未成年人,她和弟弟一起被安排住到监护人,也就是舅舅家。但她和舅母有些问题,被赶出了门。

我:"什么样的问题?"

她:"舅母是个从13岁就开始工作的女人。她到了退休年龄,想着能和丈夫清静下……突然,两个青少年从天而降,这对她来说是个冲击。她一直很生气,最终他们让我明白了我是多余的。我走了,弟弟留下了。然后,我到巴黎找了个房间,读了两年书,考试失败了,这很自然,因为从我开始贪食起,什么都失败!"

有些贪食症患者几乎不说话,有的一直说个不停。她呢,她只说事实,没有细节。每次我都得追问细节。比如,关于自杀未遂:

"我母亲还活着的时候有过一次,因为我看到她的抑郁越来越严重。其他两次,是在她死后。"

我:"您觉得您贪食的原因是什么?"

她:"……我不太知道,人们告诉过我很多。我看过很多专家,他们为了寻找原因分析我的童年、青少年,弄得我自己都糊涂了。我想是从我母亲去世后开始的。直到现在我都一直这样对医生说。不久前我发现母亲去世前几个月就开始了。我扑到甜食上吃到吃不下……尽管母亲的去世对我影响很大。"

她沉默了。我重复她最后的一句话帮她继续说下去:"这对您影响很大……"

她:"对,特别是因为,是我发现她的。"

我:"具体说说?"

她:"我当时在一个阿姨家。我们一整天都试着联系她。她不接电话。但我们知道她在家。阿姨家在凡尔赛,我们家在芒特拉若利①。我们赶过去时,门被反锁了,钥匙在里面,在锁眼里。我们叫来了消防员。他们爬到阳台上为我打开了门。我马上跑到卧室:她已经死了。她穿着衣服,像胎儿一样蜷曲着。脸完全是紫色的,很红,好像她被打了几个小时……一直以来,我保留着她的这个形象。我无法再想象看到她正常的脸。"

静默一会儿后,我开始询问她的心理治疗。她首先谈到了15岁时首次尝试的慧俪轻体。

她:"我想瘦想得发疯。我花了一年时间减掉了 10 公斤。这个体重保持到了 16 岁半,然后我成了贪食症患者。当我达到了某个体重的时候,我想重新开始慧俪轻体,但这次不行了,没用了!

"然后我自己尝试了很多种节食方案,从不同的书里找来的。但我没有坚持……我坚持不下来……什么都没有用!

"我试了针灸,坚持了四个星期。对我来说,所有新的,就是美

---

① 芒特拉若利(Mantes-la-Jolie),地名,巴黎郊区。——译者注

的！我对自己说,'好,这次能行……'最后,因为我没耐心,当我没有立即看到效果时,我就放弃了。开始的时候这让我平静了一点。

"还有耳灸*,在耳朵内放入针来减少饥饿感。这一点用也没有！

"还有交感神经治疗……"

我问她是什么。

她:"……通过塑料管把精油放入鼻内。这让我觉得舒服,但效果只能持续两三天……因为我一月只去一次,所以还是一直贪食！

"我和一个心理学家试过单独心理治疗。持续了两个半月。没有任何变化！

"最近我试了一种方法,自我催眠,多少是这样。然而,这让我完全失去平衡,就像受到药物控制一样。我完全不在正常状态,比平常更糟。从早到晚,我都有自杀的念头。治疗师让我和父母'说话'。开始,我觉得这很蠢。后来我给自己说:好了,既然做就试试！但当我开始谈到自杀的时候,她希望停止。

"我试过住院,总是为了我的体重。对我来说,首要的总是体重,它很困扰我。但我一点没瘦。然后人们把我安排在精神科,我马上就离开了。大概就这些。"

我没有问题要问了。她问我有没有电视台播放过的节目影带。我说有。我给她看了一些已经走出困境的人们的见证。她在我办公室的电视前待了六个多小时,我在另一个房间写东西。她大约看了十来个录像。最后,我问她有什么感想。

她:"看到有其他的女人受着和我一样的折磨,我不能说我很高兴,但我很高兴看到她们走出来了。特别是她们走出来了。我试了如此多的东西！我如此地想和她们一样！这对我来说如此遥不可及:自我感觉良好,不再害怕人们的目光,不再感觉全世界都在看我……这对目前的我来说有点像是做梦！"

我:"所以尽管大多数人很苗条,您还是在她们说的话里看到了自己?"

她:"是的,有些事情让我看到自己……有一个女人很恨她酗酒的母亲……另外一个抑郁有自杀倾向……另一个很具体地谈她的贪食……其实,我差不多到处都看到自己的影子……不过,我要说的有些自私,我管不了其他人。我想改变的是我自己。我很高兴看到有人成功了,但重要的是我自己想成功。"

我对她说,如果其他人成功了,那么她也能。大多数人以前也不相信他们会走出来。最后,我解释说,在我的治疗体系里,有一段时间她得把减肥计划放在一边,她的贪食症和肥胖会在深层问题被解决后自动消失。

她很认真地听着,没有什么表情。我不知道她是否相信我,我不知道她是否准备好再承受她的体重一年或更久的时间……这是首先从心理上"调准钟摆"需要的时间。肥胖的贪食者比其他人更缺少耐心。

为了打消她的疑虑,我建议她给一个曾经的团体参加者克罗蒂打电话。克罗蒂 50 岁了,以前也很胖,在团体治疗结束后才减肥成功。录音机一直开着,所以我记录下了她们的对话。

克罗蒂说:"我在开始团体治疗的时候从来没有那么胖过。我身高 1 米 63,体重 80 公斤。但是治疗越来越顺利,我的自我感觉越好,我对自己说:'当我觉得有能力的时候再节食。'"

说到这里,斯特法妮打断了她,很惊讶有如此的体重还能自我感觉良好。"这让人难以置信!"

克罗蒂说:"我那时候知道我需要做另外的努力,去寻找原因。我们就像一台电脑,长期使用一些线路,也不管好或不好。随着使用,这些线路被加强了。但是这些线路并不适合我们,因为我们很难受。我们只会吃,通过吃来填补可怕的空缺。

"团体治疗是一个缓慢的内在变化过程……这是无意识的,你无须理解,我们'内在的电脑'会重新建立其他一些网络,一些更加适合我们的网络,我们学着使用它们,它们会覆盖旧的……"

斯特法妮很激动地报名参加了第一次团体体验。然而，尽管有一下午的会谈，观看了见证录像，尽管有克罗蒂的介入，斯特法妮第二天早上给我打电话。她改变主意了……她想首先"照顾神经"，试着减肥。我为她感到遗憾，她的体重问题让她不能投入到对人格的治疗中。但是我承诺说，如果她再次泄气又想到自杀的话，先来试试我的治疗。

科莱特：52岁，担心健康

　　某些女人在绝经后开始有贪食发作。但52岁的科莱特不是这样，她从青少年时就有问题。现在她对自己的健康情况很担忧。她回答问题时很直接，不拐弯抹角。我在她身上发现了可以追溯到很久远的孤独感，这通常在"情感依赖型"人格患者身上很常见。

　　不是所有的贪食症患者都一定会抱怨父母，但当他们抱怨的时候，作为一个心理学家，我认为问题并不在于区分记忆是真实的还是重构的。在心理治疗中，重要的不是"是什么"，而是"如何被经历"、"当下如何背负这段经历"、"如何理解它"，还有最重要的"如何成功地把它抛在脑后"。

　　和所有其他治疗一样，通过直面手法，团体治疗是在当下重新安放过去、进入此刻现实的绝好机会。

　　通过她的讲述，我很好地看到今天的科莱特自我贬低到了什么样的程度，而且我知道这种自我贬低感可以追溯到更小的时候。自我感觉良好的人，不管好坏都不会自我评价。过去和现在的哲学家们，还有现代心理学家们都一致认为，观点并不等同于现实。

　　她说："我来看您，因为我完全找不到北了。"

　　齐刘海，半长的头发，满是花朵的短上衣，脸庞光滑带着微笑，这些让她有点小女孩的味道。她的眼睛是很漂亮的椭圆形，被眼镜放大了。她说她是独立商业代表。她丈夫开发了一项专利，为此她会去拜访一些团体、露营地、酒店等等。业绩还不错，但是她补充道："这是因为我比别人付出了两倍的痛苦……我没有一点方向感，开车很糟糕；工作时还可以，其他时候我会完全迷路。比如，在会展期间有人借给我们巴黎地区的一套公寓,13 天内,我都找不到从哪儿过去,找不到那幢楼。

"我总是需要一个向导,这让我感到恐怖……我担心我的记忆力差有器质性的原因,是不是脑袋里长了东西。我不再能学习,我什么都记不住:为了讨好孩子们,我想学打纸牌,但我完全学不会!"

她从 17 岁开始就贪食,导火索是一次流产。这么小的年龄再加上当时的时代背景,可以理解这是一个打击。况且,她总是觉得自己"心理很脆弱"。几年来,纯粹地说她不再发作了:

"但是我一直吃!一旦我回到车上,我身边总有食物。从三四个苹果、一些胡萝卜开始,然后我用面包、卡芒贝尔奶酪、巧克力塞满自己,然后我又转向卡芒贝尔奶酪、果酱,非常混乱,以至于我感到快疯了。我甚至还到垃圾桶里找过吃的。"

她说她不吐,所以很难忍受腰上积聚的"肥肉",尽管我不觉得她胖。焦虑让她特别难受,让她感到提前衰老。她承认自己有能量,但抱怨没有任何"自然的活力"。吃得肚子浑圆后,她就在车里睡一刻钟,重新上路,隔两小时又再开始。

她说:"快绝经的时候,我认为事情会变好:但是完全没有!"

她很主动地给我谈到了她的童年。她认为母亲不爱她,并给我举了一些例子。比如,在她还是婴儿的时候,为了节省时间,她母亲用枕头夹住奶瓶:"我哥哥比我大 18 个月,他会乘机偷我的奶瓶替我喝。那时的奶瓶是玻璃的。我尖叫,他听到楼梯上的声音,松手,奶瓶碎了。在我母亲发现之前,不知道这样打碎了多少奶瓶!"

她的笑容很悲伤,贪食症被追溯到了这个时候。然后她对我讲,在她 3 岁的时候,父母害怕德国入侵,把她送到了朗德省[①]一对陌生夫妇家。她在那里度过了生命中"最可怕的时期"。

[①] 朗德省(les Landes),地名,法国阿基坦大区所辖的省份,濒临大西洋,在法国西南部。——译者注

收留她的妇女告诉她一件小轶事,她会偷糖埋到花园深处。她记得和母亲的分离很痛苦,她每夜都做噩梦。有一次,母亲来看望她。"我和一个邻家小女孩在外面,有一队德国巡逻队在我们前面停下来。其中一个男人说:'我们要哪个?'这是个玩笑,但我很害怕。当我把这件事讲给母亲听时,她回答说:'不论如何,这也不会是个大损失!'"

很可能她母亲是在开玩笑,但因为科莱特从小就超级敏感,她只从字面上理解了这句话。

大约七八岁的时候,她回到家里,因为巨大的情感缺失而痛苦。"我有两次想坐到父亲的膝盖上,他回答我说:'你想要什么,小谄媚鬼!'"

很可能,因为超级敏感的气质,科莱特从父母的反应中只听到了拒绝,抛弃。

"当我母亲去世时,我的感情相当复杂。她遭受着癌症折磨,我在心里对她说:'你正在偿还你带给我的痛苦!'我甚至不能和她有身体的接触,比如,给她剪指甲。"

然而,她认为母亲是个个性很强的女人,她母亲自己有个很严厉的母亲,18岁的时候为了逃离家庭嫁给了一个她不爱的男人。她在心里深处并不批判母亲。但是她认为自己"不聪明",认为哥哥"完全有性格障碍",她还是把责任推给了母亲。

我询问她的治疗经历。她开始没想为自己治疗,而是想为儿子咨询。她见到了法国著名的精神分析家弗朗西斯·多尔多[①](如今多尔多已经去世),多尔多建议她接受心理治疗。

"我做了十二次,我讲述我的生活,但这没带给我任何改变。治疗师听我说,不问任何问题,有时用鼻子吸气,看表,就这些……我有一次被骂了,因为我缺席了一次治疗,我没能忍受,放弃了。"

厌食贪食症患者非常需要强烈地被关注,所以当他们的心理

---

① 弗朗西斯·多尔多(F. Dolto),是专长于儿童治疗的拉康派精神分析师。

医生不能马上进入一段真实、介入的关系时,他们会倾向于逃跑。

"……然后,我到乡下生活,在那里我有机会做了几个周末的生物能量*治疗。我和治疗师连结得很好。我们有 15 个人,练习过度换气①……我有几次笑得超乎寻常。有些人哭,我笑。

"……但是,我感到不自在。一些练习常常需要两个人一起做,我总是'没人要的那个'。我重新体验了小时候的经历。这太让我痛苦了。我停止了治疗,然而并不后悔这个尝试。"

当科莱特说自己总是"没人要的那个"时,她给出了造成她贪食症的关键原因:她的身份认同和人际关系问题。

"……然后,我接受了一个心理学家的单独治疗,她的专长是夫妻家庭问题。她问我一些很恰当的问题,每次一小时。我想怎么坐就怎么坐,面对着她或坐在坐垫上。15 次治疗后,她对我说:'我想,和您工作已经超过我的极限了,我们无法再进步了。'"

"……6 年前,我还在布列塔尼做过一次禁食,来清理我的器官和头脑。我坚持了 12 天。然后我回家了,因为我不喜欢那个地方,那里有很多噪音。但我在家里继续禁食。"

"我抵抗不住贪食,但禁食却坚持得很好!问题是如何逐渐恢复进食,我一开始重新进食就吃了好几吨的面包和卡芒贝尔奶酪!

"……最终我决定来看您。我快速地衰老着。因为营养不良,我已经几乎失明了……我感到我的身体快速损坏着。"

然后,她给我谈到了她的夫妻问题。她结婚 33 年了,嫁给一个男人,因为他给她"真的安全感"、力量和柔情……今天,工作让他很劳累,"……他不再能给我这些了。"

此外,他们住在乡下,她除了周末的工作外,见不到任何人,她感到孤独,不知道如何才能走出来。

她担心自己会给孩子们带来负面影响。"我丈夫曾经对他们很粗暴,我让他那样做了。"然而她女儿结婚了,有孩子,似乎过得

---

① 过度换气(hyperventilation),一种心理治疗技术。——译者注

不错。

会谈接近尾声,她终于提到了很积极的一点。她说职业生活让她很有价值感,她感到被认可、被欣赏,尽管产假后重新开始工作很艰难(她每次都是哭着钻进汽车的)。"甚至我不轻易夸人的丈夫也祝贺我取得的成绩!"

很长时间内,她相信工作会是最好的治疗。事实上,她承认她错了。"我不再知道怎么思考了。有时,我问自己,我是真的想走出来,还是心里深处想死呢?"

我问她有没有问题要问我。

"有,我有机会走出来吗?"

娜塔莉:表面上生活对她微笑

可怜的富家小女孩……她不是来自孤儿院,也没有被酗酒的父亲强奸。她正是典型的贪食症患者,有幸福所需的一切……然而,她的痛苦并不微小。

23岁,有很"棒"的父母,有所有女人梦想的"模特身材",男人们跪在她脚下,童年很幸福……然后,突然,17岁,失恋了,一切都垮了。

娜塔莉像牛仔一样坐着,一只脚踝放在大腿上。她穿着休闲,牛仔裤,头发凌乱而有型,一串珍珠项链露出女性的妩媚。娜塔莉直直地看着我,静静地等着我发问。然后,她很直接,声音很清晰地给我讲述她的经历、疲惫和生活的困难。

首先是她的童年。幸福,是的。"……但是有很多问题。我是个问题儿童。我父母很为我操心,因为我上课时什么都不做,我不停地干蠢事,和伙伴们出去玩……"

她总是陷入爱河,上课感到无聊却也自得其乐地扮演小丑,所以没有明显的心理问题。她给我画了一幅非常"正常"的现代女孩肖像。

除了当她5岁的时候,和父亲一起去幼儿园时的怒火。父亲回头看其他女人,她受不了。

在孩子为建立自己的人格而模仿父母的时候,娜塔莉肯定有些迷茫。选择谁作为楷模呢?不是妈妈,因为爸爸喜欢看其他女人。

她是剖腹产出生的,体重 4 公斤:那时她就很喜欢吃,以致诊所的配给不够。父亲带来额外的奶瓶偷偷给她吃。

"有人给我讲过一个细节。我刚刚出生时,我父亲在走廊里等着,当祖母告诉他说是个女孩时,他说了句可怕的'见鬼!',他很想要一个男孩。但是我和他相处得很好。我感到他很喜欢我。"

可能是为了取悦爸爸,她现在的外表很中性。

我问她今天如何看待母亲。我认为,所有的女性贪食症患者都和她们的母亲有身份认同问题。也就是说,她们太害怕像自己的母亲,以至于她们否认自己也有的相同的那一部分。或相反,她们努力变得和母亲一样。上瘾症患者的性格常常是这样:要么全是,要么全不,要么黑要么白,要么正面,要么反面。

五年来,自从父亲有"一个 30 岁的正式女朋友,她甚至可以是我的一个朋友"后,母亲陷入抑郁。以前,"她是一个聪明的女人,做很多的事情,很有主动性。"但现在,"她有点重复。"她解释说,得承认她父亲是"完全看不出实际年龄的帅男人……他是记者,不停地招蜂引蝶!"

我问她还是小女孩的时候,是否想成为母亲那样的人。她说是,她的母亲是"最美的"。我有些吃惊:即使父亲喜欢其他的女人?

她回答说:"我对自己说他很蠢,妈妈是最好的……但是我从没有真正把自己和妈妈相比。"

对她来说,事情在 17 岁时变糟。她和一个男孩恋爱了:"真的,那是我的梦中情人。他比我大 7 岁。但是最后六个月,他不停地欺骗我。他送我回家,然后自己出去……和我的女朋友们一起!我非常不幸福,简直如同置身地狱。痛苦的失恋。我上课什么也做不了。我经常把这个男孩和父亲进行比较。我对自己说:'这太

奇怪了,他们俩是一样的,表面看起来很完美,背后却什么都干!'

"谈到贪食我很羞愧。我希望时不时这样发作一次,然后留住所有我吃的。但我停不了。五年来几乎每天都贪食3到10次。

"我什么都吃。很恐怖。开始的时候,是一个圣诞节的晚上,有很多好菜。我的避孕药让我'恶心'。三四天中,我吃什么吐什么,完全不是故意的。我瘦了。我有了'顿悟'。

"现在,我很善于掩饰,没有人能发现,但是一开始是笨拙的,在厕所里呕吐时,有人会来到身后:很难闻,会被看到……妈妈发现了……而且我还偷她包里的钱去买东西吃。

"……是六年前开始的。上午还行。我在读高中(那时是高一)。我下课会买些吃的,然后在学校的便池里吐掉。中午,如果有时间我就回家,又悄悄地开始……我父母知道,骂我,我觉得更羞愧。……以前,我做很多运动。我参加过法国体操锦标赛,我很喜欢体操,我每周训练八个小时。我停下了一切。

"……为了试着忘记我的男朋友……(因为我不能独自待着,我总是需要有人爱我),我遇到了一个男人,他成了我的丈夫。他是医生(现在我们离婚了),当时我29岁。我想和他结婚,因为我对自己说:'他是个医生,他会懂的,会帮助我走出困境,会温柔地和我说话,不会一直像父母一样骂我。'但我错了。

"……直到最后,甚至现在,他也没弄懂什么是厌食贪食症。相反,他还有让我厌食的倾向,因为他很喜欢瘦女孩。我越瘦,他越觉得好。

"……不是我对他说的。他什么都没发现,因为在餐桌上我吃得很少,他不知道我马上会全部吐掉。是我父母对他说:'你看不见吗?娜塔莉有问题!'他说:'听着,我了解她,别用这些故事烦我!'

"还有一天,我的祖母很直接地对他说:'她不太好,看看她多瘦,我们都认不出她了。'然后他来看我,对我说,'娜塔莉,你是否继续在这样做?'我说,'没有,没有。'他问我是否有时会自我催吐。

我说'没有。有时会发生,但越来越好了'。然而我一天会吐四次!他对我说:'好,好吧。我告诉你,如果我发现你这样做,我会马上离开你。'我不能理解,他是医生,是我的男友……他居然这样和我说话。

"有一天,他来到厕所的门后,他听见了,看到了,收拾好行李走了。我惊慌失措地给爸爸打电话,他那时在巴黎。爸爸在电话里对他说:'听着,您不能这样做。娜塔莉病了。我们告诉过您。她撒谎是因为她不想失去您。'

"他回来了,但要挟我说:'如果你再这样做我就离开你……而且,你不能对我撒谎。'

"我呢,我控制不了自己,我需要嘴里一直有东西吃。又不能不吐,我会变得很胖的!所以我对他撒谎。即使在我们婚礼当天,穿着婚纱,我都吐了。

"这真是疯狂,婚礼当天完全应该是很幸福的。我是个流泪的新娘。接待宾客的晚上,我对妈妈说:'我无法理解,我还在想以前的男朋友,和爸爸一样拈花惹草的那个。'我幻想电影的情节,比如:他骑着白马来了,把我掠上马,让我结不成婚!

"很快地狱就开始了。我的医生丈夫工作很忙,从来不在家。我在一个实用艺术学校上学。一开始很好,因为我很喜欢画画,我一直想做这个。

"但是我丈夫个性很强,是个顽固的人,他不停地批评我的画。慢慢地,他完全把我压垮了。我不再有任何观点,在问他的意见以前,我连一条小内裤也不敢买。在社会上某些地方,我总是不敢开口,因为我怕他看着我,怕他听我说了什么然后骂我!我很泄气,不想去上课。每天,我对他说我出去,等他走了以后我又回来。

"他不明白钱都到哪里去了。当他晚上回来的时候,我很小心,我总能找到机会去厕所。我和他长期生活在谎言里。而且,考试失败……我不再有伙伴,不再想见人。

"相反,他很想出去。他有很有野心的一面。他有巴黎最高级夜总会的VIP门卡，一周要去三四次。我跟着他，一言不发，待在角落里，我不敢跳舞。夏天，他工作，我在比亚里茨①度假，体重降到了43公斤。我什么都不想，甚至不想去海滩。我只想吃和吐。

"……我的婚姻失败了。我完全不是他期待的女人。有些人和我们一样，演着一个角色，在日常生活中却长期是毫不相关的另一面！……甚至在性方面，我也假装，我没有欲望。

"我和很多男人睡过……为了兴奋起来，我需要喝点酒。当我只想要一次时，我不会想要第二次。

"……我的婚姻很糟糕。首先，我身体很劳累，我什么也不想做，其实，我很想为了贪食一个人待着。有一天，我在比亚里茨度假，那是圣诞节的时候，他给我打电话。他对我说：'娜塔莉，我们结束了，我要求离婚。'

"……我想挽回。我对他说：'看吧，一年来我们的婚姻很失败，因为我是贪食症患者。我一直都是。如果我成功地走出来的话，你会给我一个机会吗？'他回答我说：'不，你之前还骗了我，又多一个离婚的理由！'

"……然后，我向我父母和祖母袒露了我的贪食症：'看吧，很恐怖，我一整天都在吃和吐。'我真的意识到我成了一条破旧抹布。没人能认出我：我以前在学校一直是擅长活跃气氛的人，学生头儿，经常运动，一天有两万个电话。现在，突然，我谁也不见，不想和人说话，所有人都让我烦！我觉得所有人都很蠢。

"妈妈很好，对我说：'好吧，我们来看看能做什么。'对我从来不感兴趣的爸爸也有反应了：'听着，娜塔莉，我带你去见一个顺势疗法医生，他是这个领域有名的教授。我们去看看他能为你做些什么。'

"我不想再看医生或心理医生：结婚前我都试过了！我到一个负责接待厌食贪食症患者的中心去过。在一个厅里，有五个男医

---

① 比亚里茨（Biarritz），法国西海岸有名的海滨度假城市。——译者注

生。他们让我坐在对面的凳子上,对我说:'好吧,讲吧。'我很不自在,讲了一刻钟,他们只说,'去看我们这边的某某女士',并解释说没有必要住院,因为我体重没达到指标(他们只接受体重在 20 和 30 公斤之间的人①)。

"某女士住在巴黎十三区。她在一个很黑很小的房间里接待了我。她说了 5 分钟,说起贪食症后,就该我说个不停了。她什么也不说。然后结束时我给她一张支票:'谢谢,再见,下周约会见'……半小时或三刻钟,350 法郎②。出来以后还是老样子。

"我希望她给我一个神奇的药方,希望在我找不到话说的时候帮助我。我去了四五次,然后就没去了。我觉得是浪费钱。父母为此给我钱,两个月后,我觉得没什么用。

"……但是我很想走出来,于是我去看了我父亲的顺势疗法医生。我丈夫指责我说:'你知道,娜塔莉,当我们想要生活中某样东西的时候,我们可以得到。你吸引了我一次,没有道理你不能再次吸引我。不久前,你没有任何机会,我想离婚。但是现在,轮到你出球了!'在我内心深处,我想:'你等着看吧!我要努力治愈,挽回你!'顺势疗法医生给了我很多东西,一些小小的安瓿剂和胶囊……我想在一个月内康复,真正的康复。

"总的说来,我如此痛苦,如此不舒服,所以我不饿。一个月内,我成功地像所有人一样一天吃三顿,数量很少,因为我不想长胖。我做了一个分解节食,一个月长了 2 公斤。有两三年我没真正吃过东西了,因为我都会吐掉。我害怕我的身体习惯了呕吐,真正吃一点东西就会变得很胖。所以我中午只吃一片肉。晚上只吃一份蔬菜。我没有长胖,我服用很多维他命。

"……我感觉好多了。我见了一些人,期待他们会和我丈夫说起我:'看,我们在某处见到你妻子了……'让他改变主意,想见我。

"我成功了。因为两个月后,他打电话给我。为了考验我,他

---

① 2013 年 3 月,作者注:如今,厌食贪食症的概念改变了,体重正常的患者也能住院。
② 2013 年 3 月,作者注:今天欧洲的价格是 80 欧元。

邀请我吃晚饭。我去诊所接他下班,我们在一个可丽饼店吃饭,我吃了很少一些,并且没吐……我们就这样时不时像伙伴一样见面,然后有一天我们又睡到一起了……有两三个月没做爱,我有欲望。他认为我好了,对我说:'OK,回家吧!'

"……我回去了。好了一周,然后又短路了。最终并不是因为贪食症让我们不能一起生活,而是性格问题。我发现我错了,我觉得很不幸福,我又陷了下去。吃,吐,又吃,又吐。最后我们分开了。

"……现在已经有一年了,我们成了很好的朋友。我们甚至不明白为什么会结婚。他为了职业上的成功,可能想要一个他希望达到的社会阶层(我所属的阶层)的女人,而我呢,因为他是医生,有敞篷汽车,有劳力士,可以进入巴黎所有的夜总会,优秀,聪明,骄傲……现在,一辆法拉利也不会让我转头!"

地狱般的轮回又开始了。娜塔莉给不同的诊所打电话,得到相同的回复:"只有极端情况才能住院治疗。"她对他们说:"你们等着我自杀吗?"

她见了一个磁气疗法师,他对她说:"不要担心,这会消失的。你已经有五年状态不正常了,你需要首先找到自己。"

然后她去见了她父母的朋友,一位营养学医生。首先,他认为她一个人走不出来。她需要住院。

她知道她的体重不够低,无法住院,于是去看了一位牧师。她赶到两百公里外就为了和他谈一个小时。他认识她的家人,他们都是很虔诚的天主教徒(她有一个叔叔是牧师),他悄悄地问她是否做弥撒。她告诉他说已经有四年没去过教堂了。以前,她领圣体,现在她不再去,因为她认为呕吐是亵渎圣物。

他说她不需要住院,建议她和上帝重新和好,并做一次避静[①]。她一点也不想去,但是所有人都督促她。在勃朗峰脚下,"我到的

[①] 天主教内的一种宗教活动,在一定时期内,避开"俗务",进行宗教静修,故称"避静"。——译者注

时候是晚上,很晚了,我流着泪,我对自己说:'我在这儿和所有这些老年人一起做什么?'"

"到达那天晚上人们把我带到饭厅……噗,我又掉到食物里。"

参加避静的大约有一百来个人。她恢复了健康。她不能出去买东西吃,只能和所有人一起按时吃饭。但她的情绪崩溃了。

"在餐桌上,当着所有的人,我的焦虑发作了,我哭了。我给妈妈打电话,我给她说我想离开。焦虑,完全的焦虑。"

母亲来了。她坚持了一周,一次也没吐,所有吃下去的东西都留住了。但她总是感到需要有东西吃。尽管"非常注意吃的东西,比如:早上有果酱,但我只吃两片干面包",她还是长了3公斤。一下子,她有胸部了,她以前从来没有过,母亲觉得她光彩照人。

"但是一个牧师对我说,'……这里很好,因为您在隐居,祈祷,弥撒,和上帝在一起……但是我知道吸毒者、酗酒者的问题。等您回到巴黎后,您的同伴,地铁,生活,焦虑……这些东西都会回来。'"所以他建议她上瘾发作时不要失控,给了她一些地址,需要的时候可以去。

在这次谈话中,我注意到娜塔莉不会主动说话,但每当我给她机会时,她就说个不停。她接着给我讲她偷东西的事。她停止了偷盗,因为她被判三个月的监禁,缓期五年执行。

"所有我偷的东西,总是三天后就没什么用了。太容易了,没趣儿。

"现在,我和一个知道真相的男人在一起。他没有离开我,但慢慢地,他发现和我一起生活很艰难。周末我从不想去别人家,因为我想干我的蠢事。我所有的钱都花在这上面……"

然而,她和他一起重新找到了自信。"但是,我感觉不对。这和以前的我完全没法比。我还没找到我曾经拥有的能量……"

会谈结束时,我给娜塔莉说她有能量,只是她把它用在贪食和焦虑里了,因为她的一部分自我没有得到表达。看出这一点很容易：她被前夫压垮,甚至不敢在他面前说话,不敢在询问他的意见之前给自己买一条小内裤。

我很喜欢这个见证,因为它对大部分贪食症患者来说很有代表性。他们有幸福所需的全部,却无法离开瘾症去生活。对娜塔莉的很多小伙伴来说,她的生活是本真实的小说:很好的家庭,理想的丈夫,非常优越的社会环境。但她只感觉生活在表面,无法从痛苦中解脱。而这痛苦,除了亲人以外,没人能猜得到。

玛丽阿娜:一个月内长了30公斤

她在瑞士发表了一本诗集,我从中摘抄了一段:

> 早上当你醒来,你将像今天一样,再次感觉在这个死胡同里,像一个置身海洋却不会游泳的人……
> 你将感到死亡,痛苦渐长……
> 你将没有任何力量,任何毅力,任何欲望,任何目标……
> 你将拥有令你恶心的一堆脂肪。你将在镜子里看你自己,你将开始哭泣。
> 你将不再能认出自己……
> 你将感到空无,你将只有一个欲望,吃的欲望,为了平息你的痛苦。

玛丽阿娜的诗句令人动容。她穿着海蓝色的宽大袍子,肉乎乎的手臂从短袖里伸出来。矮个子,额头很高,金发直直地自然垂下,落在圆圆的肩膀上。宽大的眼镜后面是很好奇的目光,即使它也许已经看得够多了。着装没什么风格。一点妆也没化。但我猜想,她迷失了自己的一部分。实际上,她的声音很平和,即使在整个谈话期间,她的语调也没有变化。

我选择把她介绍给你们,是因为在痛苦之外,她症状的强度非常罕见。她在一个月内长了30公斤,没有人能理解。她给我讲述了她漫长痛苦的治疗经历。

"我一天可以吃 10 到 15 公斤的食物。

"……以前我非常非常瘦,因为我会吐。不是自己吐:我使用催吐剂。然后有一天,我因为中毒和部分瘫痪住进了重症病房。我不能行走了。"

我问:"您还在服用催吐剂吗?"

她说:"停了一年,有时会,但十月份以来,我没再用过。现在,要有处方才买得到催吐剂,而整个城市药店里的人都认识我了。

"……我 12 岁开始贪食,一天吃一两个小时就完了。现在,我从早到晚都这样。我从一个面包店到另一个面包店,从一个商店到另一个商店。然后吃很多轻泻剂,这是我目前唯一不把食物全留下来的方法。我一回家就睡觉。我抑郁,我觉得恶心,我有负罪感,我想尖叫。"

她谈到她的社会情况。她学习过酒店管理,担任过酒店秘书职位。她很好地完成了理论学习,并在日内瓦的一个大酒店找到了实习机会。

"工作了两周我就被赶走了,因为我搁下了工作去贪食……然后,我在精神病院住了 17 个月。反复使用催吐剂让我变得很瘦。住在'封闭区'的第一周,我长了 20 公斤。我吃其他病人的饭菜,我给他们钱让他们给我买食物。大家觉得我很瘦,于是给我额外的蛋糕和巧克力。这 17 个月完全是个失败。精神病教授建议我:'当您发作的时候,来找我们。'但是我做不到:我需要的是狂吃。

"在医院,我接受的好像是体力劳动疗法*。我也看精神科医生,我一点也不喜欢他,他什么都不懂……还有家庭治疗,那简直是地狱,因为我没机会说话。我父母非常容易发怒,特别是我父亲,很容易爆发。

"我在日内瓦参加了一个贪食症患者的团体,也没什么用。我们被要求在一些纸上写下我们吃的东西。精神科医生们可能学到了很多东西,但我没多少进步。我小时候在一个青少年儿童中心待了两年,就在那里上学。其实,从我有记忆开始,我一直在不同的机构里。直到现在还这样。"

我问她是如何找到我的。

"关于贪食症的治疗,我在瑞士什么都没找到。我们国家很富裕,吸毒者、酗酒者都得到很好的照顾。然而,医生对我说:'贪食症……好吧,您吃得有点多,那有什么呢!'有时,人们问我体重多少。因为我只有 40 公斤,他们说:'你得吃东西!'而我刚刚才贪食完。"

她在一些法国报纸,甚至一份希腊报纸上读到了关于我的文章。但是特别让她想要联系我的,还是因为我自己也曾经是贪食症患者。她看到了被人理解的最后一次机会。

她只参加了一次团体治疗。她希望瑞士的医保能够帮她支付交通和治疗费用。但实际情况并不是这样。她资金有限,再加上来往的交通费用,她负担不起[①]。

[①] 2013 年 3 月,作者注:如今,我会给我的瑞士患者们开治疗证明,他们让我知道瑞士有一种附加保险可以报销在法国的治疗费,但条件是这样的治疗在瑞士不存在。

第五章 患贪食症的明星们

玛丽莲·梦露[①]

玛丽莲模仿珍·哈露诱人的金发女郎形象,扮演大明星。她成功了!直到现在,她和红色凯迪拉克、可口可乐瓶子、星条旗一起成为美国的标志。从此,其他人也试着复制她的成功。她为什么有如此的魔力?秘密是什么?她这个美丽的金发女郎比其他美丽的金发女郎多了些什么?

我用一个反论来回答:她知道她缺乏某些东西。看看玛丽莲的目光。她扮演大明星,但她并不认为自己是明星。她不主动点燃欲火,她自己就燃烧着。对她来说,明星是他人。

贪食症患者们的目光是相同的。尽管他们过度地摄入食物、镇静剂,有时还有酒精类饮料,对我来说,不管男女,他们共同的突出特点是空虚感。于是他们用各种技能、装饰物来装饰自己,以换取他人的认可。就像一个异装癖男人会比女人还要女人几倍,那正因为他不是女人。

有一天,一个年轻的患贪食症的女孩告诉我,"我并不聪明……我高考等级优异是为了父亲的微笑"!漂亮的女贪食症患者说"我觉得自己不美丽","我仅仅需要人们赐予我目光"。

我完全在玛丽莲身上看到了这一点。她知道如何让性感大放异彩。她灿烂的微笑让人难以抵抗,洋溢着生命的快乐……有时,她自己仿佛也这样相信。她在肯尼迪总统跟前唱歌,她孩子般的

[①] 玛丽莲·梦露,还需要介绍吗?明星,神话,演员……本书中关于她的参考信息都来自以下书籍:James Spada 和 Georges Zeno 写的《玛丽莲》,Lena Pepitone 写的《秘密的玛丽莲》,SarnStraw 和 Norman Rosten 写的《玛丽莲和她的朋友们》,Gloria Stainem 写的《不被人所知的玛丽莲》,还有各种电影和纪录片的片段。

女人的声音近乎恍惚。尽管她穿着衣服,却仿佛赤裸,让人感到她是如此脆弱。这脆弱胜过了她的魅力,如同一条非常适合她的裙子。但她并没有假装。只需看看她微笑时的目光,那是一种巨大的害怕和哀婉动人的请求:"求求你,我需要你!"这似乎是她想传递的信息。实际上,她需要的是她自己。

她没有找到自己,她寻找足够强壮、能独当一面的男人。她认为他们成熟、有安全感,每次都幻想他们会给予她所缺乏的某些东西。她并不认为自己是人们热烈欢呼的完美女人。她感到迷失。她曾在拍摄间隙在记事本上写道:"我怕什么?为什么我如此害怕?我是否害怕演不了?我知道我能演,但我害怕。我就是害怕。他妈的!"

她最后一部电影的制片人韦恩斯坦说:"我们都经历过焦虑、伤心、悲痛,但她经历的纯粹是惊恐。"

玛丽莲让人不可理喻的惊恐,让人想到贪食症患者的痛苦:总感到自己处处是陌生人。她为一次私人晚会留言时,在留言册的地址一栏写道:"没有任何地方。"

和她亲近过的人把她的焦虑归结为这样的事实:她没见过亲生父亲,有一个抑郁的母亲,不停地在孤儿院和收养家庭间流离。此外,在当时的好莱坞,明星的生活并不容易。

但我认为,玛丽莲的问题不能归结为孤儿院的孤单或社会的无情。不是所有的孤儿都在惊恐中度过余生。不是所有明星的生活都必然失去平衡。我认为和贪食症人格一样,玛丽莲深深的、不可理喻的对生活的害怕,来自生命最初几周和母亲关系的不平衡,这阻碍了孩子感受对他人的信任和对自己的信任,而这信任是发展自我真实身份所必需的。我在玛丽莲身上看到了大多数"吸毒者"的特点:害怕不被爱,需要疯狂地取悦他人、通过与他人融合来感到存在,并有巨大的无价值感。

一天,她对她的女佣说:"我可怜的雷娜,再也不会有人想娶我了。我什么都不擅长,我不能生孩子,我的内在不是女人,我已经离婚三次。谁还要我?"

"上百万的男人!"

"是的,但谁会爱我呢,谁?"

玛丽莲不爱自己,不能想象她自己值得被爱。她唯一的个人价值是能激发出男人们的欲望,但她却从不认可。她的情人们说她非常渴望赞美和柔情,以至于把自己的愉悦放在第二位。她很少到达高潮。对她来说,性是友谊的抵押物,是一种让他人认可的方式,是唯一被他人照顾的时候。用精神分析的行话来说,她的问题和所有寻找平息而不懂得愉悦的人一样,不属于俄狄浦斯议题范畴,属于前俄狄浦斯。

玛丽莲是贪食症患者,因为她在所有的领域都怀疑自己,花非常多的时间穿衣打扮,寻找自己身体的缺陷,长胖时不敢出门。仔细看她演艺生涯的照片,会发现明显的体重变化。她所有的衣服都得定期修改。所有写过她的人都说,她总需要某种物品、食物、酒精或药物。

但没有人说她贪食,除了足够亲近的女佣,她看到了。

"我从没见过其他任何人吃这么多东西。有一天,她独自在床上,吃了三个鸡蛋,一些土司,三块三明治,三盘炸土豆,两杯巧克力牛奶,一块很大的小牛排肉,两大份帕尔玛奶酪烩茄子,四块巧克力布丁,所有这些都配着香槟酒。我和汉蒂在厨房忙得不可开交,她饿得几乎光着身子来了厨房几次……一路吃着她能找到的东西。"

她有时情况很糟糕。当《热情似火》上映时,她的体重不再是57公斤,而是70公斤。她很绝望地发现自己这么胖。尽管电影好评如潮,她只在意一件事:人们笑是因为她太笨太胖!演员得了贪食症确实不容易。我记得我的一个病人是著名演员,她告诉我很多与服装师、灯光师、导演之间的问题。电影中两个相邻的画面有时相隔几周才拍摄。这几周足够她增加或减少七八公斤而形象大变。

玛丽莲是唯一一个觉得自己傻的人。她的回答敏捷得让记者吃惊。很多有名的知识分子非常欣赏她,从杜鲁门·卡波特,到让·保罗·萨特,再到安迪·沃霍尔,她甚至吸引了美国总统。人们无法想象阿瑟·米勒娶她仅仅是因为秀色可餐。但她自认学识不够,努力获取文化知识。她阅读雪莱、里尔克或普鲁斯特的著作,到李·斯特拉斯伯格的艺人工作室进修。她不知道,她害怕"知识不够"其实是单纯的"害怕"。她为自己扮演的只会扭屁股却没头脑的宝贝儿人物们感到羞愧,却没发现观众们百分百地接受她,在她身上感受到了深切的真诚和直率。

她确实是真诚直率的,每个细枝末节都坚信美的信念,不顾"人们说什么"。

亲近她的人说她是"不可救药的做梦者,生活在杂乱中"。

她为了入睡和清醒都要吃药,醒来就开始喝香槟或血腥玛丽。要么为了一次会面花好几小时打扮,要么在家里磨蹭,邋遢而不修边幅。

玛丽莲有非常真实的孩子的一面。她很聪明地扮演着女人。她直觉到男人也需要被照料:"我的宝宝……我的小鸡……我的宝宝",为了更好地感受他们的抚摸而变得像橡皮泥一样,寻找完全的母亲式的照顾。阿瑟·米勒就掉入了情网,他说,"她是人们可以想象的最女人的女人。"

实际上,他之后发现,她寻找的是一个可以当她保姆的男人。

这完全是贪食症患者的模式,表面上看他们是"孩子"(更好的说法是,他们从未"长大"),扮演着成人,这通常是前俄狄浦斯模式。在摇篮中的时候,他们就害怕被遗弃并因此紧张。

不论被遗弃的害怕是否属实,我认为这不是问题。母亲并不总是孩子感觉的负责人。但很显然,如果孩子感到被接受、有价值、和妈妈亲近,他就有自信一点点承受挫折,找到自我满足的机制,获得足够的自主,安稳地长大。相反,如果他感受到的世界是动摇的、可怕的、迫害他的,害怕和顺从感将会笼罩他,让他无法建立真正的身份。他对他人没有信心,对自己也不会有信心。为了获得把爱转到自己和他人身上的能力,必须在生命的最初时期获得有质量的爱。粗略地看,这就是"依赖"人格的全部问题所在,他们中有些人终生都渴望找到完整的自己。

玛丽莲也是其中之一。这个如此成功的女人,却像缺乏抚爱的孩子似的,成年后的自我依然脆弱。她不能相信她也可以不一样,可以是一个自主、聪明、值得尊敬的人。她在《王子与舞女》中的搭档劳伦斯·奥利弗苦涩地说她"就像一个五岁的小女孩"。她的第一任丈夫詹姆斯·多尔蒂说她"总需要拼命地抓住某件东西或某个人"。

很可能,玛丽莲寻找的不是爸爸,而是妈妈。她的母亲格拉迪斯·巴克尔是好莱坞的电影剪辑师。作为未婚母亲,她认为自己无法独自抚养孩子。她自己的母亲就最终"疯"了。她自己经历多次抑郁,在完全抛弃玛丽莲前把她送到一些家庭寄养,不久她在精神病院去世。玛丽莲在摇篮里就缺乏爱抚,她的母亲本人也缺乏爱抚并且迷失自我,无法给孩子安全感和成长所需的好基础。

贪食症人格和母亲的关系是共生的,他们意识上并不知道这点。表现方式有很多,要不顺从,要不反叛。因为玛丽莲的母亲"疯"了,她整整一生都认为这也将是她自己的命运。所以,她强烈地掩藏她的迷失感。她需要假装:"你们喜欢我,但我知道我身上有些东西不对劲!"

和她比起来,伊丽莎白·泰勒像混凝土一样坚强。她允许自己在50岁的时候体重82公斤,去贝蒂福特中心进行戒毒治疗,然后恢复健康。玛丽莲没能像伊丽莎白·泰勒或是简·方达一样,克服对镇静剂、食物、酒精的依赖,因为她没有足够的个人心理资源。整整一生,她都感到孤独。在很多片场观察过她的约·曼凯维奇注意到,"她给人的印象不是孤单,而是完全的孤独"。

因为缺乏认可的女性榜样,她一直在寻找身份认同。玛丽莲找到的临时代位的"爸爸"们最终都变成了迫害者。阿瑟·米勒写道:"我以为娶了一个天使,其实是个讨厌鬼和荡妇。"

我是这样看玛丽莲的:她终其一生努力扮演"大人",却深深地相信自己谁也不是。在《七年之痒》中,她站在地铁通风口上方,裙子像白色翅膀一样飘舞,她如此轻盈地几乎要飞起来。但她没有飞的能力,她只有勉强行走的能力。一切都像安徒生笔下想要离开海洋的小美人鱼,玛丽莲为了远离母亲,却中了相同的诅咒。她被钉在地上,每走一步都疼痛不已。

伊丽莎白·泰勒

50岁的伊丽莎白·泰勒再次闪亮进入演艺圈。美丽,光彩照人……她说,她是贪食症患者。

在某华尔街丑闻,某次峰会和洪水之间,电视新闻里谈论着她的新形象,播放着她节食前后的对比照片。在这一点上,媒体从未放过她。美国出版的揭示电影界绯闻丑闻的《好莱坞巴比伦》一书就把她当作堕落的代言人。其封面照片上的泰勒没精打采地坐在汽车后排座上,脂肪和酒精让她肥胖且浮肿。

她自己也在一本书中讲述了如何找回身材和自信,她写道:"食物是我的毒品之一。"

这个有着紫罗兰般眼睛、陶瓷般面庞的明星长胖时没拍过电影。我们看到过她浑圆,甚至非常胖的样子,却从没看到过她紧张地打开冰箱。然而这却是她最熟知的人物,她非常频繁地扮演这个人物,以至于不需要背台词。

她说:"我认为谁也不会想演《我贪食》中的伊丽莎白·泰勒。"

她说,多年来,为了弥补缺失,她开始吃大量的食物。她为这个状态找到了理由:衰老,在接近50岁时自暴自弃,孤独,无事可做,特别是和丈夫约翰·华纳参议员在华盛顿生活的时候。

早上,她一起床就有关于食物的强迫念头。吃过早餐,她很艰难地捱到午餐,然后数着时间等待晚餐,其间吃个不停直到吃下的零食有参加一次宴会吃的那么多。1982年,她体重80多公斤。当她陪伴丈夫在弗吉尼亚州竞选旅行时,她沉迷于被她幽默地称作

"揩油癖"的嗜好中……

之后,她成天独自一人在家,她在贪食中黯淡……

"我在竞选活动中吃了太多的油炸食品和不健康食物,但这比不上无所事事带来的过度行为……平生第一次,我失去了自尊的一个要素:骄傲。"

很长时间里,她用"胖子的眼睛"来看待现实,拒绝看自己,把自己裹在宽大的斗篷中,用粉盒的小镜子化妆。然而,她写道:"我得承认我并不能完全欺骗自己,我看到照片上的我越来越胖。"

她为此痛苦,但敢于面对。伊丽莎白·泰勒有很强的力量,她有坚实的个人资源。

"当我强迫自己在落地镜前脱下衣服,看到我真实身体的那一天,顿悟发生了……从此我开始找回我原有的形象和自尊自爱。"

节食,瘦身治疗,贝蒂福特中心的脱瘾治疗,伊丽莎白·泰勒带着坚强的意志冲上前线。坚强意志支持了她的一生。她接受强化团体心理治疗:"贝蒂福特中心改变了我的生活。我得知我花了很多年来压抑我的真实情感,害怕它们被公众所知。我们学习看到真实的自己,并接受自己。几乎所有的人都能战胜恶魔,推翻过去,在牢靠的基础和清醒的意识上自我重建。当我离开时,我充满了正能量,这让我继续瘦下去。"

伊丽莎白·泰勒确实贪食,尽管她的体重变化惊人,但和"边缘性"贪食症患者(我称作"食瘾者")不同的是,她幸运地拥有健全平衡的人格。从9岁开始,她在镜头前就有不可思议的耐力,她有很强的身份感,这让她度过了那些最艰难的岁月。

一个记者最近问她什么事最让她骄傲,她回答说:"依然活着。"

伊丽莎白·泰勒身上打动人的,是她的平衡感。尽管拍摄电影要求苛刻,时间表安排紧凑,她一直知道自己是谁、想要什么:"童年时,我就坚持自己决定命运。"

她说这份平衡感来自母亲,并感谢父母向她反复灌输正确的、有利于个性绽放的道德观和价值观。12岁时,她就敢和最专横的电影工作室老板们对抗。有一天,她甚至回答无所不能的路易·梅耶说:"让您和您的工作室见鬼去吧!"

很明显,伊丽莎白·泰勒和玛丽莲相反,不会为事业牺牲个人的完整性。她的情感生活也如此:她要爱上一个男人才和他睡觉,而一旦相爱,她就结婚!她认为这是个诚实与否的问题。

我在这里看到她努力和自己的思想一致,她打造生活的方式和大多数贪食症患者们偏执地抱怨失败很不一样。同样吸引我注意的,还有她从不认为外表很重要,她写道:"就像我认识的很多政治家太太一样,我长胖了,并且不太为此担心……我很满足于购买新衣物,并不在乎我看起来怎么样。"

传统的贪食症强迫观念建立在瘦的幻想上,患者不接受自己的外表。伊丽莎白·泰勒很不一样,她不害怕老,不害怕做女人。她总能找到恰当的自我价值。

我认为,一共有两类贪食症患者。

一类是用贪食掩饰原生心理问题,需要完全重建身份。

另一类有贪食发作,却没有人格上的大问题。这一类患者和大多数人一样处于俄狄浦斯问题中:他们能在关系中达到亲密。这是"前俄狄浦斯"们无法做到的。

伊丽莎白·泰勒懂得在爱情上自我满足。她有过两段强烈的爱情,麦克·托德和理查德·伯顿。她从悲痛中重新站起来,实现了作为女人和演员的自我,从未寻找过面具……最多暂时失去平衡。

当我在拉萨尔帕蒂里尔医院[①]的沙可厅做讲座时,巴黎精神分析学院的雅克·帕拉西教授也对我说:"我想对贪食症患者做一个区分,他们其中一些人担心体重,吃得很多,另一些症状严重,实质却不一样。"

在我看来,伊丽莎白·泰勒更多属于精力充沛的一类人,当他

---

① 拉萨尔帕蒂里尔医院(La Salpetriere),法国著名医院,沙可 1862 年在拉萨尔帕蒂里尔医院建立了神经科。——译者注

们无法成功使用多余的精力时才大开吃戒。当然,就像所有"正常"人一样,她也有感情问题和抑郁、焦虑的时候。巧克力和美味佳肴让她相当舒服。但她也经常在生活中证明,她会用别的方法满足自我。

我的团体治疗中有一些这样的人,他们和食物的关系很困难,却不属于真的"食瘾者"。

少量团体治疗和个人发展工作坊便能帮助他们面对并超越害怕……就像伊丽莎白·泰勒在贝蒂福特中心的经历。

如果伊丽莎白·泰勒再次失恋后增重 30 公斤,我相信她还是会如同神话中的巨人一样,在每次跌倒后都从大地汲取力量,然后站起来继续前行……

简·方达

在美国,当简·方达向媒体揭露自己从初中到 35 岁曾经一直贪食时,话匣一下子打开了。1985 年,她对《时尚》杂志坦言:"……23 年的没落。这件事我以前从未讲过,现在说出来的理由只有一个:如今,贪食症患者很多,20%—30%的美国女人为此备受折磨。贪食毁掉了她们的生活。请相信我,我深有体会……"

这个新闻如同一枚炸弹。在这之前,美国所有的贪食症女患者们都生活在掩饰和羞愧中。但身材容貌都如此完美的真人"芭芭丽娜"敢说,她把拍电影之外的时间都用来吃,从早吃到晚,吐,再吃,再吐,直到生活变得一团糟,其他的女人们顿时觉得有了谈论贪食的权利。

简·方达出生于演艺世家,是美国式成功和坚韧的代表,她像训练身体一样严格地生活。她比玛丽莲年轻,女权运动让她能够追求独立,完全投身于各种运动,如反对越战,反对社会不平等,反对种族主义,反对污染,倡导平衡饮食等。

然而,她发起的第一个运动却是反对自己。她在《我的方法》一书中写道:"在寄宿学校,我吞下数量惊人的蛋糕、奶油冰淇淋、甜食和火腿三明治。"

20世纪50年代的人们有多喜欢圆润的身材，60年代末的人就多推崇干瘦。为了成为60年代的标准美人，她绝望地寻求减轻体重的方法。

"在寄宿学校，我发现了呕吐。初中发现了硫酸右旋胺（安非他明）。当模特的时候，我开始使用利尿剂。我吃了近二十年的利尿剂，几乎有我生命的一半那么长，我完全不知道自己对身体做了些什么。"

实际上，这一切都和依赖感有关。她总是过度：为了抵制贪食完全地投入到体育训练中，开设健美操课程，推广体操和饮食相结合的方法。

卡洛琳是我的团体治疗的参加者，她为了控制体重，高强度地使用这种方法。"健美操很有用。它能打断焦虑。上了三个小时的课后，我也没有吃东西的欲望了。至少……在几个小时内！"

简·方达非常有自知之明："我不再是简·方达，女人，女演员，母亲和激进人士，我是一个竞跑运动员……但是，我是在和自己进行比赛。"

这个使用逾过去式①的长跑代表着所有贪食症患者的"特长"：为自己制造尽可能诱人的面具人物。他们生活在斗争中，和自己的一部分斗争，因为它是不好的、陌生的。所以，他们会使用以下的语言："我挣扎"、"我赢了"、"我输了"、"我没忍住"、"我将战胜"。当他们来参加团体治疗时，我做的第一件事就是命令他们顺其自然，不管是贪食还是正面或负面的情感冲动。和自己斗争是不可能的，也是无用的。如同一枚硬币的正反两面，贪食不是大脑的部分病变，不是神奇的外科手术可能定位和割除的。

简·方达成了营养学方面的冠军，蔬菜蛋糕，麦芽，自制果汁，她抵制快餐、成品食物和食品工业。50岁的她展示着作为一个已婚已育的女人的幸福和绽放。她兼顾工作和家庭，从年轻时的各

---

① 一种法语时态，表示在过去讲述之前发生的事情。——译者注

种约束中解放出来,拒绝成为 60 年代的充气娃娃。从顺从到革命、顽强地反对体制,她掉入了另一个极端:把叛逆当作自我肯定(同一枚硬币的另一面)。

她好像找到了某种平衡,至少她是这么说的。但是马拉松继续着……

直到 51 岁她才在米歇尔·芒梭[①]的一次采访中说:"我一直苟且偷生,直到现在,几个月来,我才真正开始变得'完整'!"

---

① 米歇尔·芒梭(M. Manceaux),法国著名媒体人。

第六章　我的学习经历

很多年来,我一直在准备写这本书。我收集了很多文字和影像资料。但在动笔之前,我退缩了很长时间。沉浸到过去是一件很困难的事,有些记忆我不愿意重新找回。我动不了笔,在家里来回走动……

我被过去囚禁得太久了,我很犹豫是否要再次去触碰它。况且,独自一个人,没有那种与人交谈时的新鲜感和脱口而出的冲动。阅读此书的人们,我不知道你们是谁。我不知道你们是否对我笔下的生活感兴趣。因为真实经历和文字记录之间有条巨大的鸿沟。我很难描写出真实情感的强度。直到40岁,我才找到了同自己、同他人的和谐关系。突然要展现这段经历,我寻思着如何与你们分享这笔财富。

我打电话给玛丽·诺埃乐,她很会写作,也参加过我的团体治疗。她安慰我说:"你觉得写作很困难,可能是因为写作的主题是食瘾症:当我们从类似地狱的地方回来以后,回顾过去很不容易!"

镜头闪回,朝向我的过去。

从哲学到精神分析,再到社会心理学团体

在看精神分析师之前,我不知道自己有什么问题。我认为自己长得难看、一无是处、不学无术、不可救药。很自然,每年我都有一段抑郁时期,精神科医生总是给我药物帮助我渡过难关。

在学校我是个差生,对任何学科都不感兴趣。我很艰难地熬到了高中最后一学期,还不得不参加了五次高考。在高三时,我发现了几个寻问生活意义的作者。阅读他们(萨特、加缪等)的著作给我的密闭舱打开了一个天窗:我不是唯一一个觉得生活荒谬的

人。萨特呼吁大家负起责任,打倒假装,寻找"透明度",寻求思想和行动的一致。他认为,人不是自己想要展示的,而是其行为的整体。这突然让我有所感悟,觉得安心。不管怎样,我只有18岁,我不可能在走完人生所有阶段前就对自己的生活有所评论。平生第一次,我通过阅读听到了不同于父母的话语。母亲的生气混合着父亲的批评,他们度过了战争还能很幸福,我简直是娇气、懒惰、爱撒谎,只要努力一下就行了!

我不认为自己能成为人才、有一番成就,我对什么都不感兴趣,于是跟着同学选了哲学系。至少,我可以研究那些提出问题的作者们,我是那么需要答案。

1968年,我来到南特尔大学。学生们掷向警察的砖头还是炙热的,汽车刚被烧过,整个法国砸碎了妨碍性自由和性别不平等的传统。我太禁锢在自己的"玻璃球"里,一无所知地穿过这一切,只记住了噪音和骚动。我看不到披头士的奇迹,只会批评他们的长头发。当我们是贪食症患者时,我们倾向于扭曲现实,只看到自己脑中的一团乱麻。我唯一的反抗针对自己,我受够了把所有的时间都用于吃和吐。

不过,在大学里,我还是不由自主地被不同寻常的平等之风和各种思想的大汇合吸引。权威式的课堂被取缔了,教师和学生亲切地以"你"相称。大家激情澎湃地跟随来自美国的浪潮,推翻古典意识形态大山。此时的美国,反叛的詹姆斯·迪恩已经成为年轻人的榜样。然后,突然之间,两个家伙带着使人震惊、简单互补的答案登陆了,不可逆转地动摇了知识界。一个是马克思,他用经济学解释了所有的人类系统:人们的思想和行为可以在社会组织当中找到根源。另一个是弗洛伊德,他证明了我们不是我们看起来的样子,在我们能意识到的语言后面隐藏着一个复杂、自成方圆的系统,他呈现了这个系统的运作方式。

这些都令我感到安慰。我有借口了。我可以是复杂的,因为人人如此。也许通过精神分析,我将找到自己到底哪里不对劲,然后最终爱上生活?

我一直记得我的第一次精神分析。在一幢古老大楼的一所古典公寓里,一个矮小的黑头发男人谨慎地给我开了门,他大约四十来岁。我在他那里发现了弗洛伊德倡导的"友善的中立",如今的弗洛伊德派甚至比弗洛伊德本人还要弗洛伊德。我记得曾经读到过,弗洛伊德会和他的病人交谈。如果某人在他的走廊里停下,告诉他喜欢某一幅画,他会友好地回答在哪里找到的这幅画,为什么喜欢这幅画。① 而如今,和一个正统分析家说同样的话,他一定会尴尬地咳嗽一声,装作没听见,或是在之后的分析中提到从中捕捉到的其他信息。但我觉得有些人不适合这样的中立。②

开始的时候,完全中立的态度对我还是有用的。分析家对我做了一个手势,指向他的办公桌和一个舒适的单人沙发,但他并没有坐到办公桌后面,而是一言不发地坐到我对面。和我所有前任精神科医生不一样,他并不像医生。或许有人会觉得难以承受沉默。但在第一次分析时,我却为此欢欣。平生第一次,我感到对方让我说话,给出空间让我从容地说要说的话。

他做得不错。我没能够说话,我崩溃了。我感到有权保持沉默,有权哭泣,不需要为自己辩护。这是我从未体验过的。我同时感到自由和责任:没必要假装,只有我在摆弄我自己这个木偶。分析家的沉默把我摆到了放大镜前,我从没这样近地看过自己。我记得我一直哭了45分钟,他没有打断我,除了结束时约定下次的时间。

第二次分析,同样的场景。第三次也是。我什么都不说,只是哭。终于,有人让我以自己的方式存在,不催我,不用"然后呢?……为什么?……怎么样?……"之类的话推挤我。第四次,他获得了我的信任。他至少懂得我需要眼泪,我感到羞愧,我需要时间来让词语涌出或退回。我最终什么都说了,或者更确切地说,

---

① 《我和弗洛伊德的精神分析》,Abram Kardiner 著,Belfond 出版社 1978 年出版。
② 2013年3月,作者注:如今,有些学派的精神分析家改进了他们的方法,以便适应不适合完全中立的来访者。

我觉得我当时什么都说了:我如何吃和吐,还有我童年的经历。

好几个月,我都只是围绕这些话题打转。我滔滔不绝地描述细节。然后有一天,我厌倦了。觉得没意思了。另外,我还没弄懂到底发生了什么,贪食发作的次数就减少了,而且也不那么重要了。我所有的注意力都集中到了内在的空洞、羞愧和对自己的厌恶上,然而,我不知道该如何表达。现在,是我的一无是处让我不能忍受。为了不让他知道我的无能,我又谈起了童年。

一天,我看到我们最伟大的喜剧演员①来到舞台上。他背对着观众,和幕布打招呼。这出乎大家的意料,很搞笑,所有的观众都笑弯了腰。而这正是我年轻时的感觉:只是我并不是为了搞笑,我真的不知道该转向哪一边。我想我和他一样,我对着空气说话,但我并不知道自己在做什么。

一年半以后,我最终还是在躺椅上沉默了。分析家坐在我后面,为了表示在听我说话,他时不时地说:"是?"而我完全卡壳了。因为语言出不来了,我需要动作:我需要他安慰我,把我抱在怀里。我想我并没有告诉他,至少他没有这样做。几个星期的沉默后,我逃走了。我就好像对面母亲的婴儿,没有能力承受并用语言表达我感受到的挫败感,因我和他之间的距离而产生的挫败感。因为,我不会用语言在我和他之间搭建桥梁,对我来说,要么共生,要么什么都不要。

关于某些无法进行精神分析的女病人,我记得弗洛伊德谈过"转移之爱"②,"一些有着基本激情的女人"只有通过"汤的逻辑和鱼肠的论据"来接近。他谈的是贪食症?吸毒者?情感依赖者吗?至少,他的话语很可能涉及了所有通过行动表达自我、无法使用象征层面的语言的人们。至少当时我就是这样。很显然,我只能通

---

① 即 Fernand Raynaud,法国著名喜剧演员。
② 也译作"移情之爱"。——译校注
  2013年3月。在精神分析中的某一时刻,被分析者会感到对精神分析师的情感,比如爱、愤怒……在精神分析师保持中立的范围内,这只是一些过去关系的重复。对弗洛伊德来说,这些针对被分析者与精神分析师关系的情感重复,比被分析者有意识地讲述的故事更意味深长。——作者注

过贪食来诉说。

贪食症状消失后,我度过了一段抑郁期,没有任何东西可以平息内在的涌动。贪食症的消失是很重要的一个阶段,因为我不再被强迫念头囚禁。但是,我还需要跨越第二个阶段:找到属于自己的语言来表达感受,找到在某些情况下敢于不取悦他人的力量。这也是参加我的治疗团体的人们的经历:"真奇怪,我没有贪食症状了,但我感到更加空虚……"

关于食物的强迫念头消失后,人们几乎总会经过一段抑郁时期,随着情感身份的渐渐清晰,抑郁状态会慢慢减轻。

我带着之前对食物同样的贪婪扑向了精神食粮。当然,我的精神分析只成功了一半,但长久跟随我的症状消失了,这加强了我对弗洛伊德著作的兴趣。

在当时的南特尔大学,关于弗洛伊德的课程是"最新潮"的,特别是一位拉康的亲密合作者①的课。这位杰出的拉康派分析家获得了知识界的一致认可。有人给我说他曾是拉康的"右臂"。他让我们全方位地阅读弗洛伊德,知识非常渊博,却并不自以为是。整个教室挤满了他的"粉丝",大家连大气都不敢喘,生怕漏掉一字一句。最开始我什么都不懂,只知道亢奋地记笔记。我对自己说,靠着字典和耐心,我总有一天能破解他想传递的信息。平生第一次,我用心做功课,一丝不苟地买了老师推荐的书。一点一点地,我初步触碰到了弗洛伊德思想的奥秘,知道了他如何发现无意识,理解了他的基本原理,懂得了为什么他放弃了一些理论,又创造了另外一些理论……两年一点也不多。我非常幸运遇到这位优秀教授的指导,他让我在阅读弗洛伊德著作时考虑到了历史因素。今天,弗洛伊德常受到质疑,但任何人也不能抹去他对无意识的发现,即使无意识的强硬逻辑超越了理智。

我离开南特尔大学时没什么本领:哲学本科学位和一年半的

---

① 即皮埃尔·考夫曼(P. Kaufman)教授,他的合作者拉康是世界闻名的后弗洛伊德精神分析家。

精神分析并没给我足够的进入社会的资源。我几乎没有贪食症状了，但我还是感到生活在昏暗里，状态不正常，没有工作能力，甚至不能让雇主录用我……

23岁，我藏在父母家，想到将要离开就觉得恐惧。通过马克思、列宁、马尔库塞、列维·施特劳斯、玛格丽特·米德①和其他一些人，我知道了个体是其周围环境的社会产物。通过弗洛伊德我也学会了不从表面去看待事物。我看到了我的迷失，但我还没看到目标。

为了赚钱生活，我学会了打字，成了打字员。有一天，我和一个男孩紧紧地拴到了一起。他也是打字员，我喜欢他。他有些离经叛道，同时又能很好地融入社会。他看起来什么都不怕。我给他讲了我融入社会的困难，他让我和他一起生活。为了证明他真的想要我（这对我来说不可思议），我希望马上结婚并生个孩子。他对我说："好的。"

我想成为一个完美的母亲，希望我的孩子能与环境和谐相处。他很小的时候就会说"他妈的"，这让我很骄傲，因为这表明他不是呆子，有个性。从摇篮时期开始，我就鼓励他自立。我让他肚子朝下躺着，让他能随心所欲地转头。一个健康婴儿肚子朝下躺着的时候，如果他愿意，他的手臂有足够的力气让他把头转向想要的方向②。他醒了就有奶吃，我从不会因为吃奶的时间到了就把他弄醒。我总像非洲妈妈们一样把他拐在腰上。当他因为学走路摔倒时，我故意不去扶他。我想他学会自己站起来。他知道我在那儿，他能感觉到我炙热的目光。我很注意如何让他感觉自己强壮、有力、能够独自行动。于是，在街上我不牵他的手。以至于在开始说话前，他就知道自己想要什么。当我们走过面包店的时候，他会自己进去，用手指出他想要的蛋糕。

我觉得自己是个好母亲，这让我感到有了一个身份。但在这

---

① 玛格丽特·米德(M. Mead)，美国女人类学家，美国现代人类学形成过程中最重要的学者之一。
② 要是他肚子朝上躺着，每过三个小时，就需要有人转动他。

以外，我感到自己谁也不是。杂货店老板的儿子每天都会看到我，有一次，他问我："夫人，您为什么总是在哭？"我哭，因为我感到孤独，因为我需要丈夫替我生活，只有他在的时候我才感到稍微好些。我那时 25 岁，他 23 岁，我们过着嬉皮士式的生活。这太棒了，和我在父母家时完全相反。我丈夫有很多工作，我工作不多，但却总是很累。

儿子在幼儿园时，我靠酒精和药剂入睡，无法忍受一整天的生活。醒来只是为了去接儿子。我乐于让他感到，他自己是个完整的人，尽管我自己仅仅是半个人。他给这一时期带来了一些晴天，即使我内在的暴风雨非常强烈。三年后，我丈夫有了新女友，我又成了内在空洞中的自由落体。

我也不知道自己是怎么恢复的。因为学习哲学救了我一次，我又开始了学习，这次是心理学。就像弗洛伊德说的那样，每个人生命的每秒钟都被绑在无意识上。这是我知道、经历过并唯一确定的事。我理想的职业最好和这有关。为此，我需要一个临床心理学的研究生文凭。我的丈夫让我梦想成真，我重新开始了在大学的全日制学习。

我发现了动物行为学，特别是印刻现象，指在生命最初时期，动物对首先出现的物体不可逆反的固着。康拉德·劳伦兹[①]是首批动物行为学家之一，他讲述了鹅宝宝如何本能地跟随妈妈，因为它们在出生时看到了妈妈。有一天，一只鹅宝宝从蛋壳里出来，它看到的是科学家的拐杖。接下来，它没有跟随它妈妈，而是跟随着拐杖……如果动物会被某些出生时的事情影响行为，或许人类也是这样？

关于这一点，我妈妈给我讲了一件事。

当时，我是个 2.8 公斤的宝宝，她遵医嘱每次喂奶都要喂一定的克数。我吃奶睡着了，她会称称我，如果发现我没有达到应该达

[①] 康拉德·劳伦兹（K. Lorenz, 1903-1989），奥地利动物行为学家，1973 年由于对动物行为学研究方面开拓性的成就而获诺贝尔奖。

到的重量,她会把我弄醒,然后强行让我继续吃奶。这很可能是造成我日后心理问题和饮食紊乱的最初因素。

出于同样的想法,心理剧创始人莫雷诺[①]的夫人从1945年开始对婴儿进行治疗。为了让妈妈们明白婴儿的感受,她让来访者进行分组角色扮演,在婴儿和他们的母亲之间使用"替身"技术。当妈妈扮演婴儿的角色时,如果她在襁褓中被包得太紧,如果给她喂奶太快,如果她姿势不舒服,她可以体会到婴儿在同样处境下的感受。

我也很认真地上一位心理学家[②]的课,她通过很多临床案例向我们解释,最初孩童期对人的发展至关重要。她在医院的儿科部工作,给我们讲了很多东西。比如,有一位叫做福德瑞克·勒伯耶的接生医生,他使用对孩子无暴力的分娩技术。她让我们读梅兰妮·克莱因[③]、温尼科特[④],以及一本当代儿科医生和精神分析家写的关于最初孩童期身心症状的书[⑤]。

于是,我知道了婴儿就可能有心理问题。比如,有些婴儿和妈妈在一起不肯吃奶,在护士怀里却能吃。我还发现俄狄浦斯情结[⑥]不是人类心理建设的开始阶段(弗洛伊德认为是最初阶段)。在这之前,孩子和母亲的关系至关重要。[⑦]

我意识到最初孩童期的重要性,于是申请到儿科部做临床实习。还记得在巴黎儿童医院,我看到一个长期卧床的宝宝,六个月或是八个月大。因为分娩不顺利,他部分大脑受损。护士们以为他没有感觉,把他当物体一样喂食和换洗。当妈妈来看他的时候,他并不动弹,但当她离开时,我看到了他眼里的泪水。

[①] 莫雷诺(J. L. Monero)是心理剧的创建者,他也参与了人本主义运动。
[②] 即 Danièle Rapport,当时巴黎三大的老师。
[③] 梅兰妮·克莱因(M. Klein),儿童精神分析学家,弗洛伊德同时代的人。弗洛伊德暗中与她不和。然而,我发现她非常拥护弗洛伊德,甚至在她发现关于儿童的新概念或更有效的新方法时也如此。她让精神分析前进了一大步。
[④] 温尼科特(D. W. Winicott, 1896—1971),儿童精神分析学家,梅兰妮·克莱因的学生和合作者。
[⑤] Kressler, Fain 和 Soule 合写的书《孩子和他的身体》。
[⑥] 定义见第九章。
[⑦] 2013年3月,作者注:如今我们也知道了神经生理学的重要性。

我也有幸旁听了一位儿童精神科医生①的会诊,她的专长是治疗还没开始说话就有睡眠、饮食、行为紊乱问题,或严重身心疾病危及生命的孩子。她从不让母亲有负罪感,主要致力于母子关系的和谐。她的临床工作让我懂得:仅仅治疗婴儿是不够的,还要学着倾听他,和他说话。

在那个时代,法国人开始对美国心理学界和精神病学界的改革感兴趣。"反精神病学家"解释说,某些人在面对环境给予他们的问题时,"疯狂"有时是他们能找到的最好回应。但所谓的"正常人",也就是说多少融入社会的人,依然会使用精神分析。不过,大家也开始注意美国关于个人成长的人本主义技术。

为了能够从事心理学家的职业,我决定再做一次分析。这次的分析师是一个拉康派。我撑着坚持了一年。我受不了他每次只给我20分钟,有时10分钟的时间。我带着焦虑穿越整个巴黎……当我刚刚能正常呼吸的时候,我又已经被赶到了门外。我记得有个牧师也和他做分析。他每周从罗马来,为了一周做两次分析,②他得在空空的等待室等上好几个小时。任何一次分析都不超过一刻钟。因为他做了好几年了,他应该能成功。至于我,短时间的分析不适合我。

我看不到自己在分析中的收获,决定不从事这行。当时我30岁,丈夫离开了我。他去了美国,留下我一人带儿子。我需要养活自己和儿子。我进了父亲的公司,做销售代表,靠赚取佣金生活。

我以我的节奏工作,也就是说工作得很少。我整天整天地睡觉。但工作时我却能一鼓作气。可能是"绝望的力量"让我带回足够的订单,接下来,我又继续睡几天。

父亲退休后,他的公司关门了,我又一次失业了。③怎么办?继续做销售代表?还是继续我热爱的心理学?临床心理学没多少

---

① Alice Doumic,当时巴黎儿童医院的儿童精神科医生。
② 做精神分析至少是一周两次。
③ 2013年3月,作者注:在法国,当人们失去工作时,几个月内会有一些失业金,为了让人们继续职业培训,也可以维持生活到找到新的工作。

招聘,或者尝试一个社会心理学的培训?

很幸运,我遇到了一个很棒的家伙,让·莫纳尔德。他曾经是摔跤运动员,我和5岁的儿子每周六都去克里尼昂古尔①游泳池,他在那里当游泳教练。丈夫离开后,我独自生活。他40来岁,有田径运动员的身材,我觉得他很帅。他的词汇量很有限,表达不清楚时甚至会前言不搭后语,但他的智慧、深度和魅力令我赞叹。

当时是"文化革命"时代,没有足够文化基础的人也可以上大学。让的求知欲很强。尽管他有运动员的强健体魄,却很谦虚,知道还有很多知识要学。而且他和我相反,对人很信任,思想很开放。他告诉我,他妈妈生活在社会边缘,不讲卫生。她身上总有股臭味,家里很脏乱,他很羞愧曾经和她住在一起。但是,他承认她很爱他,对她来说,他总是最帅的。

当我认识他时,他母亲已经去世好几年了。他在大学念社会心理学。他承认自己运气很好,因为他曾被母亲疼爱。但在进入大学前,他并没认识到这点,甚至不想见他死去的母亲。所有的后事都由他当时的女友处理。

让带领我发现了人本主义心理疗法。一开始我很怀疑。我深入地学习过精神分析,相信精神分析的完美理论。但对让而言,精神分析太复杂了。他在大学发现的交互作用分析使用的语言更加平易近人。他对自己和他人的理解有很大的进步,尽管他一直保持谦虚。

我和让一起参加了一些巴黎第十大学组织的团体。让在那里完成了教育学的课程。我不喜欢这些团体,但选修了同样的课程,因为我宁愿四处陪着他,也不想一个人待在家里。

我听了一两节交互作用分析的课,但我并未立即明白这一技术的强大力量。教课的老师是著名的法国交互作用分析治疗师②。

---

① 克里尼昂古尔(Clignancourt),巴黎北部街区。——译者注
② 即伊莎贝尔·克莱斯佩尔(I. Crespelle),她曾在美国求师于艾瑞克·伯恩(E. Berne),伯恩是交互作用分析的创建者。

但是，精神分析所学到的和交互作用分析所展示的（当时的交互作用分析不重视无意识）在我看来有些冲突。

这段时间，我跟着让去了所有他参加的团体。这些团体有时有固定主题。一个德国社会心理学家[①]对跨文化交际感兴趣。人们交流些什么？和谁？通过什么？如何交流？在情感层面，什么是一种文化所特有的？非洲学生、法国学生、黎巴嫩学生、美国学生、中国学生……在什么样的土壤上可以相汇？是否有时存在"可交流的"和"不可交流的"？……这些都是当时跨文化交际实验团体的主题。如今我对这样的主题有兴趣，但在当时……我绝望地寻找的是我自己！

我在那儿是为了利用团体了解我是谁，人们怎么看我。我预感到，如同照镜子一样，通过直面他人，我会看到自己的边界。

在巴黎第十大学，我决定保持百分百的坦诚。我什么都会表达：烦躁，愤怒，被吸引。在所有这些人面前，面对沉默的主持人，我完全赤裸。为了看清我内在的世界和外在现实如何接轨，我"掏空我的口袋"。我批评这个人头发油腻，那个人假装微笑，另一个人隐藏暴力。我也说出一切我喜欢的：我邻座的声音，我对面的人温柔的眼神……我很努力，我说我们连续几个小时待在一起，可以利用机会发现各自身份空间的界限。

就像莫雷诺说的，我相信："开始不是一个动词……开始是行动。"

我感兴趣的是玩起来，探索、表达平时因害怕打扰或被抛弃而不敢说的。但似乎只有我对此有兴趣。我拍桌子，我把他们当成"混蛋"，我骂团体的主持人，因为他对此也不感兴趣。最终，我的挑衅导致了通常很暴力的反应。"你很有攻击性，你让我们觉得讨厌，你寻求引人注目……"

算了。至少我存在着，人们听到了我的声音，特别是，我听到

[①] 即 Roland Goelke。

了自己的声音。即使大家的反馈给了我一个自我膨胀的形象,我最终敢于占据我的位子。这让我想起很久以后,一个穿着牛仔靴子(当时很时髦)的团体治疗参加者说:"幸亏我听到了自己的脚步声,不然我不会知道自己存在着。"

尽管团队抵抗我,但我想要完全地存在的能量却无比强大,无人能挡。在我的生命中,我第一次感到自己完全地存在着。这些社会心理学团体是我的胎盘。

另一个老师,社会心理学家和心理治疗师米歇尔·洛伯若特①举办了一个名为"完全表达"的交流团体:我们有权利说、做一切我们想要的,除了做爱和战争!通常,我们从身体练习开始,(根据每个人想做的:蒙着眼睛在屋子里走动,遇到他人,不和他说话,通过触摸交流,留下或走开……)然后交流在此过程中的情感经历。有时候是写作,这更简单。

人并不少,有时有五十来个。整个晚上,每个人都在一页纸上记录头脑里出现的念头,不思考,自动书写。如果有人愿意,可以当着大家的面读出来。很多人都发现自己有写作的天赋。洛伯若特从不解释,也不做理性的评论。他倡导罗杰斯式的非主导性,友善地接纳所有因书写引起的情绪。

有时我感动得热泪盈眶。我很少看到哪个心理学家有如此专注的倾听,对他人的表达有如此完全的接纳。他成功地做到了在亲近的同时保持精神分析家的中立,这让我印象深刻。

有时在我的治疗团体里,我也这样做,但并不经常。贪食症患者隐藏着巨大的身份认同问题,给予他们无限制的话语空间对他们并没有什么用处。他们有一种聪明的说话艺术和方式,而没有真实的身份情感认同。为了隐藏痛苦而假装生气,为了掩盖羞耻而笑。当我看到一个"假"笑,我会指出来,并让当事人试着不要微笑。一个年轻的中国女学生参加团体时一直保持微笑,我问她的

---

① 米歇尔·洛伯若特(M. Lobrot),当时巴黎十大教授。

微笑对她是不是意味着什么。她回答我说不,她认为是受文化影响。我请她对团体里的一些人说话但不要微笑。我知道这对她来说很难。但是她勇敢地做到了。

最终,在所有这些不同的大学团体里,我学到了很多,也间接地完成了一次治疗。我冒了很大的风险:伤害他人,让人不悦,看起来很蠢、有攻击性、可笑,但我的奋斗为自己获得了尊严。我丢掉了所有的面具,呈现出本来的样子,冒着也许别人会不喜欢的风险。有些人逃走了,让我很吃惊的是,另一些人靠近了我。在这些非治疗性的社会心理学团体里,我获得了巨大的身份认同:我的自恋被修复了,这是我作为一个人继续前进所必须的,也是将来作为治疗师工作所必须的。

从此,我知道我想要什么了。

弗烈兹·皮尔斯带来的震撼:只能通过与他人连结来建立和自己的连结

一天,让谈起一本书,是美国治疗师弗烈兹·皮尔斯[①]的故事。让说他是一个"了不起的人"。

读着这本书[②],我惊喜地发现,弗烈兹·皮尔斯用格式塔治疗法实践着存在主义哲学,这也是我想走的方向。

当时巴黎只有一个格式塔治疗师。我参加了培训……太令我失望了! 治疗师都不看一下来访者就把他们固定下来,做一些形式化的练习。然后,在每人谈论自己生活中的不顺时,他打断我说:"你撒谎!"

他问其他人:"你们相信她的故事吗?"

所有人都站到了他那一边,然而我是真诚的。治疗师不打算承认他可能犯错。现在,我再回头看,他也许并没有错:我当时想

[①] 弗烈兹·皮尔斯(F. Perls),格式塔治疗之父。所有关于皮尔斯的参考都节选自杰克·盖恩斯(J. Gaines)的优秀著作《弗烈兹·皮尔斯,此时此地》(Fritz Perls, Here and now),还有马丁·谢帕德(M. Shepard)稍微浅显但很有趣的《格式塔之父》(Editions Stanke 出版社)。还有 H&G 出版的 Ginger 的书。以及我在伊萨兰学院(Esalen)时候看的一些他和患者进行治疗的录像。

[②]《弗烈兹·皮尔斯的秘密及格式塔疗法》,作者是马丁·谢帕德。

相信那个故事,他也许感受到了某种不和谐。但因为当时的我很固执,没有时间问他为什么这么想。我对自己说,很显然,他完全在"投射"①当中。或许他当时只是想挑战我,激起我的反应。

我的反应很极端:我站起来走了。在精神分析和格式塔治疗中,这被称作"付诸行动"(acting out),这样的反应当然是不妥当的。但那时,当人们的意见和我不一样时,他人就是"不好的",我会突然切断关系,我处于"要么全部要么什么都没有"中,事物都是非黑即白,真理只有一个。

这次经历流产了,但完全没有影响我对弗烈兹·皮尔斯的热情。很不幸,我没有在他有生之年见到他。但我在一些录影带中看到了他是如何工作的(今天在网上能找到),读了他写的或关于他的书,到美国参加了一些他培养起来的治疗师的治疗团体。总之,我选择了和这个男人一样的道路:整整一生,他唯一的野心就是真实地做他自己。

他的一生很不同寻常。他在 75 岁才变得有名,每个周末,都有一百来个从世界各地赶来的人参加他举办的公开心理治疗。他在台上展示他的格式塔疗法,自愿者上台坐在他旁边。他能马上挖出旁边人所有不真实的东西,过程非常精彩和犀利。如今的格式塔治疗没有这么直截了当,我感到很遗憾,特别是对于容易走极端的人,他们需要直面来呈现出他们真实的性格。

弗烈兹·皮尔斯新颖的技巧能给人留下深刻的印象。多年精神分析中一直受到阻抗的困扰可以被知道,被说出,被看到,然后魔术般地消失。

有一天,一个有名的心理学家问他:"您知道为什么您是一个伟大的治疗师吗?"弗烈兹·皮尔斯回答说:"因为我有眼睛和耳朵。"

这不是一个玩笑。在当时,心理治疗必须得知道病人的整个

---

① 2013 年 3 月,作者注:按照精神分析的理论,投射是把我们自己的某些东西(可能是一个想法,或一种情绪等)归属到别人身上。

历史。然而,皮尔斯不需要回到过去,就能看到病人身上不太好的、需要改变的东西。对他而言,看着这个人、倾听、注意他的坐姿和动作,还有他进入交流的方式就够了。格式塔的理念在于:当一个人完全是自己的时候,他会很好。当然,还需要倾听他人。

回到弗烈兹·皮尔斯,曾经很长时间里,他是传统的精神分析家,准确地说直到 45 岁。在逃离了纳粹德国后,是他建立了南非第一个精神分析院。但是,同其他几个参与"人本主义"运动的美国临床医生一样,他发现了比精神分析更直接的治疗技术,同时遵循精神分析的基本理念。

他在第一本书《自我,饥饿和攻击》中写道:"患者需要看到他对面是一个人,而不是一个'投射'了'转移'和自我隐藏部分的屏幕。只有在他成功地揭开了由他的幻想、评价、转移、固定观念编织的面纱时,他才能学会看到事物本来的样子……他做到了同现实建立一个真实的关系,而不是同'投射'建立一个假关系。"

我也在杰克·盖恩斯的书[①]里找到了很多对弗烈兹·皮尔斯工作方式的记录。比如,有一个由罗德·亚历山大报告的例子,特别能展现皮尔斯的直面风格。1969 年,人本主义心理学协会在华盛顿举办了一次年度会议,弗烈兹·皮尔斯在差不多 5000 人面前做了一次格式塔疗法的展示(他的名声让他习惯这样的大场面):

一个女人走上台,坐在凳子上,谈话在亲切温和的气氛中展开。皮尔斯问她的姓名,从哪儿来和年龄。她忽略了最后一个问题。

他说:"啊!您想玩这个小把戏?"

女士:"我很抱歉,我没听清您的话。您能再重复一下您的问题吗?"

皮尔斯:"您自己重复。"

---

① 杰克·盖恩斯著,《弗烈兹·皮尔斯,此时此地》,1979 年,Celestial Arts 出版社。

女士:"但我没听见您说的。"

皮尔斯:"要不您停止和我玩这个小把戏,要不您离开舞台。"

她哭了,申明她是无辜的,讲到了她的听力问题和做过的耳朵手术。听众们对神般的皮尔斯的残酷和显而易见的麻木感到失望。

"要不您重复我的那个问题,要不您从这里出去。"他一边说一边直直地看着她……"我不和撒谎的人工作!"

哭泣停止了,过了一会儿,这个女人用温柔的声音一字一句地重复了弗烈兹·皮尔斯的问题。

弗烈兹·皮尔斯几乎从来没有错误判断过某人的面部表情或态度。他不仅允许自己打断人们说话,还有在患者让他感到无聊时离开的胆量。有一天,在一次单独咨询时,他的对话者无休止地讲述着当天发生的事情。弗烈兹·皮尔斯站起来,对他说当他准备好治疗时再叫他,然后离开了房间。

"我哑口无言,我对自己说,'见鬼,发生了什么?这家伙对我不感兴趣吗?'他在隔壁的房间里读杂志。但当我对他说我想治疗时,他马上就回来了。"

患者对杰克·盖恩斯说:"您知道,然后,我有了我一生中最棒的一次治疗。"

皮尔斯的直接和诚实没有限度。对他来说,尊重不应被奉承代替。有一次团体治疗时,一个男人很无聊地说些事情。皮尔斯开始打呼噜。男人发火了:"天啊,弗烈兹!我为了这个团体付你的钱可不少!"

弗烈兹·皮尔斯醒过来,拿过他的上衣,给了男人十美元的纸币,又继续睡。

在他认为需要的时候,他也能毫不犹豫地攻击。

"他的法宝在于扮演挑衅者,让您出现情绪……然后,当他看到我生气时,他说:'您觉得我很糟糕是不是?好!我就是很糟糕!做我,模仿我,做糟糕的您!'(同莫雷诺一样,弗烈兹·皮尔斯也在治疗中使用很多角色扮演。)

"然后,为了模仿他,我做了他对某人做过的事情。突然,您感到他让您发现了您个性的一部分,那里,在大家眼前,在一片寂静里。您叫了起来:'糟了,让我对他生气的,是他身上我自己的形象。'仅仅通过一个角色扮演,他有能力把您带到您自己的中心。"

通过这个故事,我特别想强调的,是弗烈兹·皮尔斯不顾一切的真实,这也是他对患者的期待,为了达到更好的精神平衡,他在治疗期间向他们证明它是必要的。

大多数人认为治疗是为了摆脱症状。但是,要让症状消失,知道症状为何存在是不够的。甚至知道并没有用。治疗是一个系统,在这里,人们被带去重新省视他们对生活、对世界、对他人、对自己的观点和情绪。"为什么"不太有意思。在格式塔治疗中,唯一重要的是"如何"!如何睁大眼睛、打开耳朵,如何学习在生活中坚定地走路,如何超越害怕,如何变得更能变通。

美国另一个伟大的治疗师萨提亚用一个轶事总结了格式塔的精华。"两个精神科医生看着梵高的画,一个说道:'你认为如果他做一个分析还会割掉自己的耳朵吗?'——另一个回答:'可能,但是他至少知道为什么。'"

对弗烈兹·皮尔斯来说,无所谓为什么:关键是不要割掉自己的耳朵!

我想以阿布汗幕·额利热的见证来结束这一章。他住在以色列,是精神科医生,因为有人告诉他不要"错过"弗烈兹·皮尔斯,他便同妻子一起来到伊萨兰学院[①]。伊萨兰学院很有名,坐落在旧金山和洛杉矶之间被称作大苏[②]的岩石上。它的建立促进了心理治疗的复苏,标志着60年代末的人本主义革命。直到今天,这里

[①] 伊萨兰学院在美国加利福尼亚海边,是一个不同人本主义疗法的培训和启示中心。——译者注
[②] 大苏(Big Sur),地名。——译者注

还举办不同的工作坊和治疗项目,精神科医生和"病人"混杂在一起,谁也不知道谁是谁。

  道路很艰难,陡峭又狭窄,算是个不错的远足路线。终于,我们到了,看到他了。他的胡子和头发令人印象深刻。他热情地接待了我们,邀请我们参加为期一周的研讨班。我很想参加,当他问"谁想参加"时……我马上举了手。他接受所有想工作的人。我说:"我做了一个梦,但我记不起来了。"

  他说:"好。把你的梦放在这张椅子上,对你的梦说话。"(在角色扮演里,经常用两个椅子来扮演自己和与自己冲突的另外一方,或自己的另一部分。)

  我对我的梦说:"为什么你逃离我?我想你回来,我想抓住你!"

  然后,弗烈兹·皮尔斯说:"好,到另一张椅子上去,帮你的梦说话。"

  我坐在另一张椅子上,说:"我不想回来,我再也不会回来,让我清静点。"

  弗烈兹·皮尔斯让我回到第一张椅子上。我这样做了,然后说道:"你离开了我,我真的感到遗憾。"

  这时,弗烈兹·皮尔斯问:"谁离开了你?"

  这个出乎预料的问题让我想到了父亲。虽然我父亲并未离开我,但我从没感到和他亲近过。弗烈兹·皮尔斯说:"把我当你的父亲。"

  他让我坐到他旁边,做所有我想做的事。我开始摸他……他的脸,他的胡子。用手摸另一个男人脸部的线条,我从未这样做过。对我来说,就好像体验了和我真的父亲从来没有过的亲近……过去把我带到了现在,带到了房间里!他说:"瞧,这就是你的父亲。"

  另一天,我说我有时感到低人一等。

"好，"皮尔斯说，"比我们更高吧，站到椅子上向我们说话。"

我站到了椅子上，向听众们发表了一番热烈的演讲。我是笑着讲的，但这显然不仅仅是个游戏。我感到隐藏的冲动和欲望被实现了。然后他对我说，"现在下来。看看你周围，说说你怎么看这些人。"

我看着每个人的眼睛，我感到他们很热情、理解我、欢迎我。这是我一生最棒的体验之一！

格式塔和其他"新"疗法让我喜欢的是，它们不寻求理解人们的困难，而是为了让人们不再感到困难，给予具体的方法（比如角色扮演）来体验什么是应该做的。

这一点，我在圣德里的长凳上体验过，在后来参加的各种团体里体验过，在每天的实践中不断地体验着。参加我的团体治疗的人们因为自己某部分的缺失而痛苦着。离开上瘾就无法生活的人们，和大多数的精神症患者不一样。他们并不是因为性冲突的压抑而痛苦，而是因为自己某部分的缺失而痛苦。弗烈兹·皮尔斯式的格式塔疗法，也就是说直面的方式，能让他们找到缺失的部分，探索、接受并快速地整合这部分。

第二部分　常用厌食贪食症治疗方法

第七章　认知—行为疗法及其对贪食症治疗的局限

和全世界一样，目前法国治疗贪食症的趋势是认知—行为疗法。

越来越多的人，包括年轻女孩，打电话到住院部秘书处求助，"帮帮我，我一直在吃东西，我患了强迫症，请把它从我身上除掉吧！"于是住院部开创了一些疗法来回应她们的恳求。

医生们认为她们是坏习惯的受害者，马上找到了办法来帮助她们。根据华生和其他一些专家建立的"行为主义"理论，所有的行为（除去基因中预先构成的）都是学习的结果，如果追溯其形成过程，就可以改变其行为。对于认知—行为疗法来说，不用寻找过于深层原因，关键在于处理"不适应"的行为和可能引起这一行为的想法。为了试图在"卡住"的时候给予干预，治疗师会观察贪食发作的所有步骤和贪食发作前的想法。

很不幸，对贪食症患者来说事情并非如此简单，他们不清楚自己的想法。很可能贪食发作是一种原始情绪造成的，而这种原始情绪在所有想法之前就存在很久了。

用认知—行为疗法治疗贪食症

一个认知—行为治疗师写道：

"患者和治疗者共同协商制定一个时间表:被清查出的问题(例如:过度情绪反应,无节制,抑郁情绪,缺乏自我肯定等等)被一一'瞄准'。每次治疗都是独立的,结束时会做一个概要总结,还会给患者布置家庭作业……"

针对贪食症,他明确写道:

"认知疗法的目标是多元的。在贪食症的治疗中,它不仅处理这个病核心的贪食—呕吐组合,也处理特殊病理心理(对长胖的病态恐惧)以及非特殊病理心理(焦虑,失眠,恐惧发作,闪回,强迫,悲伤,抑郁)。"

所以总的说来,认知疗法以症状和围绕其周围的情绪为重点。在个别或团体(每周一个半小时)治疗中会做小结,患者在饮食手册上记录吃的东西、贪食发作的次数、呕吐的次数(针对自我催吐的患者),等等。这样会发现已有进步,找"办法"进一步改变。符合以下条件标志着痊愈:

1. 贪食发作少于一月一次(或完全没有);
2. 停止自我催吐;
3. 停止使用泻药控制体重;
4. 不再有其他清除性行为*来控制体重或减肥,"小心"体重除外;
5. 稳定的体重(减轻或增加不超过 3 公斤)。

以食瘾症状为核心的认知—行为疗法的局限

认知—行为疗法通常是有用的。它对某些强迫症、恐怖症、身心障碍,甚至某些行为有显著疗效,比如短期酗酒和毒瘾(也就是说针对某些偶发危机,而不是身份认同问题)。

对我来说,我不会设法帮助有贪食厌食行为的人不再贪食,而且正相反,我要求他们想怎么吃就怎么吃。我知道,不吐的肥胖者在头几个月有增加几公斤体重的可能,但这是为了晚些时候,在治疗结束时,彻底地甩掉多余体重需付出的代价。当然,因为不自我催吐,他们有的会在贪食后节食。至于进行自我催吐的人,我则要求他们不再自责。有一天,这些症状都会消失。

当我对患者的父母或配偶这样说时,他们有时会回答我"但我再也不能忍受厕所里呕吐物的味道了",或者"但是晚上,我们什么吃的也没有了",或者"他贪食后留下一片狼藉让人难以忍受"!

的确,贪食症患者可以做到不在卫生间留下难闻的气味(可使用除臭剂),可以做到给其他人留下晚餐,可以整理身后的狼藉……但更重要的是,他们需要没有负罪感地贪食。如果他们努力不贪食,那么他们将很烦躁,整天被食物的强迫念头困扰。

我想到了卡罗琳。我一直对她说不要和贪食症对抗,但她不听。她不会自我催吐,所以一整天都坚持得很好,只在晚上的时候允许自己贪食一顿面包和奶酪。早上,她喝一杯咖啡,然后好几杯,扮演着铁娘子,克服着整日折磨她的冲动。以至于她长期肚子痛,神经紧张得快要爆炸,但她还努力用微笑、笑话、假的好情绪来掩饰。在下午快结束时,为了提前消耗掉晚上贪食的卡路里,她几乎强迫自己每天做三个小时的运动。最后,她患上严重的失眠症。当我写下这些时,她正在精神病医院进行失眠治疗。

再回到认知—行为疗法上,我承认在一段时间内,它们可以让贪食症患者不再贪食。但就像卡罗琳一样,需要付出无数的精力,可能还需要药物支持或住院治疗……但她迟早还是会贪食。只要他们不对身份认同进行深入的工作(最好是团体治疗形式),他们就必然需要症状来维持表面的精神平衡。

我现在让安娜贝尔来发言,因为她讲得很好。她的经历和其他试过这一疗法的人们很相似。

安娜贝尔的故事

她:"我24岁,来自有医学背景的家庭,我祖父是医生。18岁时我开始有明显的饮食问题。大学第一学年结束时,我体重65公斤。不过一次醉酒乱性后,我很快停止了贪食。"

我:"和谁?"

她:"大学里的两个男生。我和一个女伴去酒吧庆祝考试通过。她被纠缠,我被邀请。她有车,我没有,她中途溜了。我醉得跌倒在坐垫上。我多少同意了两个家伙把我带走。醒来时发现我在一个破地方,凌晨三点,正在被蹂躏:我一点也不骄傲!第二天早上他们把我带到城里。我的牛仔短裙被撕破了,腿袜脱线。我神色憔悴,披头散发地走过广场。第二天,够了!停止贪食,节食!我什么都没吃就瘦了15到20公斤。三个月后,我又开始自我催吐了。四五个月里没人看出有什么不对劲。我重新开始在学校学习。12月,我停了下来:祖父把输着液的我送到心理治疗诊所。我在诊所封闭治疗了三个月,相对不大严格,我继续自我催吐……然后是整整三个月完全的闭关治疗。"

我:"您没有贪食?"

她:"有,但是……隔一周:一周什么都不吃,一周贪食—呕吐。通常我是中午和晚上吐。

"……所以整整三个月的闭关后,我的体重从38公斤增加到46公斤。我吃很多安定片,因为一年半来我烦透了。而且我吃得不好,吐得更多。我有攻击性,怒气冲冲,烦躁,不舒服。我想这是我一生中最令人讨厌的时期。

"我就这样过了九个月。为了和父亲一起工作,我开始学习,因为我对这个职业感兴趣。我身处陌生的环境,那里有个食堂,一个自助餐厅:又开始吐了!直到九月份。

"我听说了……我写了信,收到一份资料。接着亲笔写了一封信给某位教授……他们很快回复了我。九月份,我注册了大学,但比预计日期晚了两个月才入学。我卷起所有的东西离开了祖屋,来到巴黎。开始时我没工作,没公寓,什么都没有。我多少走了下后门,找到了一份接待员的工作,然后开始了每周两小时的团体治疗。

"每周一……在一个中心……有六七个女孩和四个大夫。有时,只有两个女孩,也有四个大夫。最初的六七个女孩,六个月后只剩了两个。四个大夫却总在那里,我们被管得很严!"

我:"什么意思?"

她"每周他们都发一些要填写的饮食记录本。上面写着:

周一早上……中午……晚上……

周二早上……中午……晚上……

……

"然后你就写上'没有'或'有'。最后有一小空行填写'贪食前、当中、之后的感受'。但这行不能写太多,因为格子不太宽。

"每周都得填写记录表。然后,六个人每人都有20分钟。对,6乘以20,120分钟……两小时……差不多就这样。每个人有20分钟的时间说:'有,没有,没有,有,因为,如何。'如果还剩些时间,我们就稍微讨论下,比如:'你们吃什么?一天几次?多少块黄油?安娜贝尔,这周贪食花了你多少钱?你能做什么?出门。或者当你真的饿的时候,给一个朋友打电话,或至少,你可以离开家:如果你真的饿的话,这将帮助你。'就是这样。"

我:"心理治疗呢?"

她:"没有心理治疗。这不是治疗,是咨询……稍微不那么'宽泛'的咨询。但还是留在具体和物质的层面。不是给我说'如果饿就拿起扫帚'就能阻止我想吃和饿!……也就是说,我可以拿起扫帚。我可以拿五分钟。但如果我真的想贪食,我会把它扔掉。真是有些荒唐,这不能深入挖掘真的原因,只能停留在表面。"

我提醒她,她还是坚持了六个月。

她:"……啊!我就像一个可爱的小女孩一样认真地做了六个月,当大家看到我在贪食的栏目中全填上'没有'时,我非常高兴!小结一下,我在四五月份结束的这个治疗……六月的时候我有三周没有吐,一周后失败了,但我认为是正常的,七月,八月……我坚持了八个月不贪食。然而三天后,简直是地狱!

"六个月后,当我离开时,他们对我说我还没完全治愈,但有明显好转,他们认为我已经脱离了贪食症,但还需要继续治疗。

"结果是：九月的时候，我开始度假，从早到晚无所事事。我不想告诉你我做了什么！……我又开始从早到晚贪食！"

新版注

从我写了这本书以后，认知疗法有了很大的进步。这一领域有很好的理论家，应该也有很好的实践者。如果针对贪食症患者的人格，而不是针对他们的饮食行为进行治疗的话，会取得不错的成效。

美国人比法国人更早就来到了前线，把全部精力投入到认知疗法的实践中。他们是实用主义者，认为如果这一疗法对酗酒有用的话，对贪食症也应该有效。在所有的大学、医院、年鉴里，人们都能找到治疗"饮食行为紊乱"的咨询师。

我在美国时没参加这一类的会议。然而，我在欧洲却遇到了一位美国专家，他治疗贪食症的诊所遍布美国各地，运作良好。

美国的贪食症疗法

如今，这些机构的治疗还是针对饮食症状，但会额外增加不同的"工作坊"。在单独治疗以外，会有所谓的"形体"治疗。其治疗原则基于贪食症患者糟糕的身体意象，而这是可以被改善的。还有一些"打扮"工作坊，艺术工作坊，放松工作坊。

我的贪食症经验告诉我，如果不教会贪食症患者与自己及他人和平相处的话，就无法改善他们的身体意象。

1985年12月23日，《时代》杂志也报道了在凤凰城举办的关于心理治疗发展的系列讲座。萨提亚还在世，莱恩谈到了他对精神分裂的定义。还有贝特尔海姆和其他明星"心理医生"，对七千名来自世界各地的听众介绍了"简快"心理疗法。

我尽量做最好的设想。我完全同意，原则上讲，不需要几个月，甚至几年来走出一段艰难时期。我无比欣赏的米尔顿·艾瑞克森常常在一个"魔术"后就让人走出困境。当然，他知道他在做什么（今天人们研究他巧妙技术的细节），来访者们还不知道他对他们做了什么就已经有改变了。

话说回来,杰·海勒[1]的话还是让我吃了一惊。他是一个伟大的治疗师,但我不同意他关于贪食症的理论,我很怀疑他使用的方法是否有效。以下是我摘录翻译的《时代》杂志原文:

> 杰·海勒谈到了他"神奇"的技术:患者承诺会完全投入治疗,坚持治疗,但连续几周内不告诉患者怎么进行治疗。
> 一旦让患者留在神秘中,您就永远不会失去他们……他们需要知道治疗由什么组成。一个每天吃并吐5到25次的贪食症患者会听说,如果他第一次吐,得交给治疗师一法郎,然后每次吐得交数量翻倍的法郎,那他就会治愈。海勒说,很快他们就会发现罚款增长得如此快,几天内就欠了治疗师成百上千的法郎,他们就会停下来。

这是个新颖有趣的方法,但我认为,一个真正的食瘾者是不可能理智地对待症状的。当1988年保罗·瓦兹拉威克[2]到巴黎演讲的时候,我问他建议"上瘾人群",也就是依赖人群采用什么疗法。他对我说:"我个人很遗憾地告诉你,对这类人格,我没有获得任何满意的疗效。"

但看起来,像瓦兹拉威克这样有自知之明的人很少。对于贪食症的治疗,至少从书店层出不穷的相关书籍看来,行为主义技术扩散很快。

第二版注(1999年)

某些加拿大的诊所在治疗贪食症上获得了引人注目的成效。但是治疗时间只有三到六个月,这远远不够。至少需要一年半。

---

[1] 杰·海勒(J. Haley),美国简快家庭治疗开创人之一。
[2] 保罗·瓦兹拉威克(P. Watzlawick),美国心理学家,通信理论的领军人物。在家庭治疗和一般心理治疗上也很有成就。

一本关于贪食症的书

我发现了一本很有意思的书,虽然我没读完。它就是两位心理学家写的《贪食症》,作者玛尔伦·波斯凯茵德·怀特的专长是治疗饮食紊乱,威廉·怀特是临床心理学家和康奈尔大学心理系的主任。来找他们咨询的一些来访者说的话很相似,这引起了他们的注意。

"听到这些女人描述的进食行为和生活方式如此相似,我们开始询问诊所的其他几个治疗师。我们得知,在同一年,每个治疗师都有几个抱怨吃和吐的病人。仿佛有规律似的,这些病人最开始的时候并不会说到食物对他们的困扰。他们抱怨更多的是抑郁、令人不满的关系、孤独和各种焦虑。"

于是,玛尔伦和威廉想把这些人召集起来,为他们组建特别的团体进行治疗。他们学到了很多关于贪食症患者的东西:他们的行为,他们共同的看待世界的方式。

在我看来,他们还是行为主义者,因为他们的解剖刀还不够深入。他们说:"我们坚信贪食症是一种习得行为——一种习惯,放弃它有时会遇到巨大的困难。但不论是什么,只要是习得的,就能被忘记,通过运用一些基本原则……"[①]

不过,他们还是明白了很多东西,看了几条基本原则后,我相信他们的团体治疗工作一定很出色:

1. 贪食症不是精神疾病。(这一点完全正确。)

2. 即使贪食症会持续好几年,它也能在几个月内停止。(这一点,我也同意。但是当它停止时,从心理角度看,还有很多工作要做。)

3. 为了停止这个行为,不需要明白为什么吃和吐。我们更喜欢问这个行为的用处是什么,这样付出的代价是什么。(我同意这

[①] 玛尔伦·波斯凯茵德·怀特(M. Boskind-White)和威廉·怀特(W. White)著,《贪食症》(*Bulimiarexia*),纽约,伦敦,W. W. Norton & Company 出版,15-16,151-153,160-207 页。

类问题,但是我的经验告诉我不需要问这些问题。在强化团体治疗中,答案会自动出现,每个人的节奏快慢不同。)

4. 我们需要其他人的理解,包括父母、丈夫、朋友。贪食症患者通常倾向躲起来,不诉说他们的不幸。(我不认为需要在家里谈论症状,但是我相信贪食症患者需要像罗杰斯说的那样被"无条件的接受"。他们的感觉方式和其他人不一样,他们有自己的特点,我将在后文细谈。我鼓励他们努力获得他人的认可,不用顾忌是否"合情合理"。)

5. 贪食症不是对食物的嗜好。(作者从很多报刊文章中摘取了一些成见。《纽约时报》把贪食症者当作"一种疾病的受害者"。1981年《人民杂志》的封面头条曾刊登"贪食—呕吐——一种危险的饮食行为正侵袭着当代年轻妇女"。玛尔伦和威廉·怀特认为,更糟的是1981年《时代》杂志说不存在已知的治疗贪食症的方法。)

6. 当症状消失后,一切并不都好了。(这一点,我完全同意。贪食症患者认为生活应该万里无云。一旦有乌云,出于报复,他们就扑到食物上。这样的观念会让他们花很多时间等待。)

他们观察到贪食症患者非常倾向于相互认同,看到患者们自我掩盖的不同方式,也发现了情感共生悲剧或行为如何被引发。他们努力让每个患者意识到其特别之处。

然而,我并不赞同理性化。他们认为,贪食是为了避免成功,引起亲人的注意,或让他们内疚。比如一个年轻女孩用这个方法来惩罚父母,因为父母催促她在学习上大获成功,然后她用贪食来让考试失败。另一个女孩用这个方法来惩罚丈夫,因为在她需要他的时候他不够亲近她……

这类理论化的说法也许能暂时安稳人心,但我自己以及参加我的团体治疗的人们的经验并非如此。

精神分析学习告诉我,无意识隐约露出它的逻辑,试图理性化这个逻辑是无用的,因为十有九次,我们都无法凑齐所有的部分,无法不出错。此外,心理问题的根源(特别是涉及贪食症时)通常要追溯到最初孩童期的害怕,那是一些植入了身体的信息。在某种情况中,如果一个宝宝没有马上被安抚,他会把一阵肚子痛当作外来的攻击。

匿名贪食症患者聚会

按理说,匿名贪食症患者不该放入这一章,因为他们并不做治疗。但他们在美国人数众多,在法国也有聚会。在他们看来,按照匿名酗酒者的模式,他们提供的宝贵帮助能让人们克制贪食的冲动。

几年前,为了了解他们的做法,我在法国巴黎美式教会参加了几次聚会。基本原则和匿名酗酒者聚会一样:我们贪食,不管怎么说,我们的进食行为反常,但在上帝、信仰的帮助下……有一天我们能找到"忍住"的毅力。

人们围绕一张桌子坐着,可能有10到20个人,每次聚会人数不等。人们想来就来,轮流发言,不必介绍社会身份。比如"大家好,我叫让娜,我贪食。我想说,这很难,我很羞愧,我缺乏毅力,我没能有勇气打电话给我的支持者……"

再如:"大家好,我叫塞尔维娅,这简直太棒了!我有十天没有贪食了。我的支持者对我帮助很大。"

聚会由一个老成员主持,监督大家遵守规则。比如,聚会时不希望成员间有人际互动:不能对别的成员刚说的话进行反馈,而是要说自己。如果愿意的话(您也可以保持沉默,主持人会友好地问您是否真的没什么要说,如果是,就尊重您的沉默),每人轮流发言,可以想说什么就说什么。其他人倾听,不评判,一个人说完了,接着下一个说他想说的,可以是饮食行为,也可以是情绪体验。聚会结束时,大家交换电话号码,如果还没有"支持者",就在您认为会提供有益帮助的人里选一个。我记得,在我参加的聚会中,有两个男孩。其中一个很帅,简直可以做《男士时尚》杂志的封面人物。

但就像认知—行为主义一样,一切都以症状消失为目标。失败的定义是无能,没有价值,一无所能……当然还包括没有毅力!但是没有任何人指责任何人。完全没有谴责。你可以一无是处,我们还是接受你,直到你改变。话说回来,一旦你贪食,你自然不是榜样。只有当你在上帝的恩赐下……不再贪食的时候,你才是"好"人。

这些聚会很友好,那里的人很热情,有时很有激情,他们真的可以提供宝贵的帮助。但是,因为目标是症状,我认为这不利于深刻的改变。

第二版注(1999年)

在一次讲座上,一个参加过匿名贪食者聚会的年轻女子说自己"治愈"了,很幸福。有人问她现在是否能在冰箱前控制住自己。她回答说她有办法不靠近冰箱,并避免过于强烈的想要贪食的情绪体验。

在我看来,"治愈"是能够没有危险地靠近冰箱,不再被情绪占满,也不禁止自己去经历,简单说,就是不再需要贪食。

第八章 弗洛伊德、暗示和催眠

现在大家对弗洛伊德①有很多争议,但毕竟是他发现了无意识和其扮演的角色:我们并不知道,但我们通常拥有两套语言,冲动(我们有时会忽视)的语言和理智的语言。当理智的语言压过了冲动的语言时,冲动还是会以口误、玩笑、过失行为以及更严重的身心疾病或行为来表达。

让我们回到西格蒙德·弗洛伊德和他的故事上来。

精神分析之父的最初生涯

由于上司的热情推荐,弗洛伊德的梦想就要成真了。他获得了去巴黎的奖学金。

巴黎当时还没有埃菲尔铁塔,但已经有了皮加勒区②的小女人们。但对弗洛伊德来说,更重要的是拉萨尔帕蒂里尔医院和沙可。沙可向他的学生们展示,症状可以在催眠状态下出现和消失。当时,弗洛伊德的专业是器质性精神病,但他想放弃脑解剖学,致力于已被称作是"神经症"的研究。当时的内科到处都会遇到"神经症"病人。他想探索这一领域,真正地医治他们。沙可可能会给他这个机会。很幸运,沙可需要一位德语翻译,弗洛伊德毛遂自荐,很快成了大师的亲信。

他看到同学们持怀疑态度,但沙可的冷静和"这不妨碍存在"

---

① 西格蒙德·弗洛伊德(S. Freud, 1856—1939),精神分析理论的创立者。如果您想了解他,我建议您从《弗洛伊德自传》开始。我大多数的摘录都是从这本书选取的。这是他在"生涯"末期写的一本很容易阅读的书,他会亲自带领您回顾他自己的历程。关于"俄狄浦斯"和阉割焦虑的摘录来自《抑制、症状和焦虑》。这本书是 1926 年出版的,也就是说同样是他晚期的作品,对理论进行了深入的定义,但如果您没有阅读过弗洛伊德的其他作品,它要费解得多。——译者注
② 皮加勒区(Pigalle),地名,指巴黎环绕皮加勒广场的地区,位于巴黎第九区和十八区,得名于雕塑家让·巴蒂斯特·皮加勒。——译者注

的回答令他永生难忘。至于他自己,他对待催眠的态度十分认真:还是医学院学生的时候,他观看了一次"磁气疗法师"汉森的演示,注意到一个尝试接受治疗的人极度苍白,而且在整个强直性昏厥期间持续苍白。弗洛伊德不但相信他所看到的,而且坚信沙可的工作有助于深入神经症心理的研究,有利于为身体各部位的麻痹、瘫痪及行为紊乱划定范围。他建议沙可做这方面的研究,但沙可更喜欢病理解剖学。

回到维也纳后,弗洛伊德彻底放弃了器质性精神病学,反正这样的病人也不多。他使用在沙可那里学到的技术,投身于神经症的治疗。

在奥地利,他的方法很新潮,但他有信心:"……想靠治疗精神病为生,显然得能为他们做些什么。"

一开始,他很满意获得的结果,很得意拥有"奇术师"[1]的称号。他感到战胜了自己的无能,并没马上看到催眠状态下的暗示在治疗上的局限。

他最终还是发现了不便之处:不是所有人都是能"被催眠的",不是所有人都能进入深度催眠状态。他认为失败的原因是技术不佳,便决定带一位女病人到南锡[2]求诊于伯恩海姆[3]。催眠后,这位女病人的症状消失了,但很快又回来了,总是一再陷入"悲惨的状态"。这显然不是技术欠佳造成的。伯恩海姆也失败了!

弗洛伊德很失望:既然深入催眠不适用于所有人,那么催眠并不是有效的治疗手段。得等到半个世纪后的米尔顿·艾瑞克森提出对催眠、深度催眠以及在治疗对话中使用催眠的新理论后(这理论本身建立在对无意识的新定义上),人们才发现"不进入催眠状态"的催眠也可以不使用暗示。纯粹的艾瑞克森催眠(我稍后会讲到我在什么情况下使用)让病人呈现他自己的画面,催眠的深度完

---

[1] 奇术师(Thaumaturge):来自希腊语中的奇迹(Thauma),指制造或想要制造奇迹的人。当然,催眠并不是奇迹,但它可以给人这个印象。当弗洛伊德早年说自己是奇术师的时候,他是在自嘲。
[2] 南锡(Nancy),法国东北部城市。——译者注
[3] 伯恩海姆(Bernheim),法国心理学家,催眠暗示说的南锡学派代表人物。——译者注

全不重要：轻度，中度，深度……都能获得想要的结果。但在1880年，在病人同意下进行的催眠，是用于下达命令或禁止的。

关于无意识的理论

但是，精神分析之父一往无前。研究的冲动抓住了他。症状从何而来？如何发展？为什么？他询问催眠状态下的病人，知道了一些病人在正常意识状态下不会说的事情。他重新联络维也纳名医布洛伊尔①，得到了新的启示。当弗洛伊德还在做器质性精神病工作时，布洛伊尔就发明了一种使用催眠的新方法。这个方法看起来不会失败，弗洛伊德觉得自己在理解神经症的路上迈出了前所未有的步伐。

你们可以在《癔症研究》②中找到布洛伊尔的一个女病人的案例（名为安娜·欧），不过我会马上为你们摘录弗洛伊德1925年出版的《弗洛伊德自传》一书中的小结。

> 布洛伊尔的女病人是一位富有修养、天资出众的年轻小姐，她在照顾挚爱的父亲时得了病。当布洛伊尔接手她的病历时，临床记录非常杂乱：挛缩性瘫痪，压抑和精神错乱。偶然的一次观察让医生发现，当她口头表述了当时困扰她的情感幻想时，一种意识状态的紊乱消失了。这让布洛伊尔想到了一个新疗法。每次他让病人进入深度催眠状态后，都让她讲述是什么在压迫她的灵魂。抑郁紊乱消失了，布洛伊尔又用同样的方法除去了病人的压抑和身体不适。在清醒状态下，这位年轻小姐和其他病人一样，永远无法说出她的症状是如何产生的，也找不到症状同生活经历的关系。在催眠状态下，她很快找到了这样的联系。所有的症状都可以追溯到她照顾父亲时，一些让她印象深刻的突发事件。她的症状是有

---

① 约瑟夫·布洛伊尔(J. Breuer)，弗洛伊德的早期合作者。——译者注
② 《癔症研究》(*Etudes sur l'Hystérie*)，与约瑟夫·布洛伊尔合著，1895年出版。——译者注

意义的,并同情感经历的残留和模糊记忆相符合。

在法国,皮埃尔·让内①也在进行相似的研究,发表了玛丽的案例。

这个年轻女孩左眼失明,清醒状态下的她不知道自己失明的原因。在催眠状态下,她想起 10 岁时(疾病发生时)被迫和一个患脓疱病的孩子睡觉:之后,她在同样的地方长满了色斑。色斑消失后,取而代之的是整个左脸的麻痹,并造成了失明。当玛丽在催眠中重新"经历"了这个事件以后,她恢复了视力。让内发现"……潜意识的固定想法十分重要,精神疾病和身体疾病都和这些固定想法相关"。

让内谈到的"固定想法",在布洛伊尔看来是日常生活无法避免的罕见心理状态。弗洛伊德则怀疑有性方面的根源。但布洛伊尔不喜欢这个假设,他对此持谨慎态度。当他中断了他们之间的合作以后,弗洛伊德开始在这方面大展身手。

关于"俄狄浦斯"情结和阉割焦虑的理论

要到很晚的时候,弗洛伊德才会发现转移在治疗中的重要性。1885 年,他认为患者们都可能在年轻时遭受了真实或想象的性侵犯。但很快,他的观点发展为一种力量的较量,在生命的特殊时期,这种较量阻碍了病人发展自身的正常性欲。最终,他发现了"俄狄浦斯"阶段。

如果你们从未接触过精神分析,可能会不理解接下来的段落。你们可以阅读下一章——"对俄狄浦斯情结和精神分析的新阐释",我将努力让这一特殊的语言变得更容易被理解。但因为对弗洛伊德而言,俄狄浦斯是心理成熟非常关键的一个阶段,所以我还是和你们分享一下他在 1926 年(几乎是生命末期)发表的《抑制、症状和焦虑》一书中的定义。按照弗洛伊德的定义,在生命的某一

---

① 皮埃尔·让内(P. Janet, 1859—1947),法国心理学家、精神病学家。——译者注

时期,我们所依赖的人保持对我们的"关怀"是非常重要的。稍后,小男孩(弗洛伊德主要关注小男孩)会觉得父亲很强大,面对母亲时,他感到和父亲处于竞争关系。他会发现,他对父亲有攻击倾向,对母亲有性企图。所以他自然会害怕被父亲惩罚。

我们注意到,本义上的阉割焦虑是弗洛伊德理论的核心。因为小男孩担心被父亲割掉小鸡鸡,他才远离母亲,找到其他愉悦的替代"客体"。那么,女孩那里发生了什么呢?如果她不害怕被阉割,她又是建立在什么焦虑基础上的呢?弗洛伊德承认:女人是他的"黑色大陆"。然而在1938年,他去世的那一年,他还是像一个变化无常的老人那样,灵活地回答了这个问题:"阉割情结在女孩那里没有形式的变化,作用却同样深远。很自然,小女孩不担心失去阴茎,但她却会为没有阴茎而有所反应。"

当我还是学生时,这个定义让我很迷惑。现在我也不想就此引发论战。你们可以去看所有相关的女权主义作家的作品。我个人更多学习的是后弗洛伊德精神分析家们,他们对童年期很感兴趣。但不要忘了时代背景:在弗洛伊德生活的时代,女人很神秘。他认可了她们的性欲和愉悦的权利已经很好了。别忘了他的犹太教背景。在犹太教中,女人没有权利参加丧葬祷告,她们只能留在教堂的阳台上。弗洛伊德已经更上一层楼了,再往上就太高了。

弗洛伊德有些太固着于俄狄浦斯情结的细枝末节,然而,我并不为此觉得尴尬……原因有两点。

因为他有时在内容上出错,但对过程的看法却总是正确的。性能量,力比多,是所有冲动的源泉,这完全正确。

还因为他留下了一大笔遗产让其他人可以自由地探索。开始是费伦奇,接下来是威廉・赖希[①]、梅兰妮・克莱因、温尼科特、巴林特[②],还有许多人……他们不愿意继续精神分析的老路,却通常

[①] 威廉・赖希(W. Reich),美籍奥地利人,曾是弗洛伊德的门徒,性心理学家,"身体"疗法的鼻祖。
[②] 巴林特(M. Balint),因巴林特团体著称。他创办这些团体是为了让治疗师能够针对他们和病人一起遇到的困难交换意见。他还创立了"根本缺陷"理论。

都走过或熟知这些路,例如:莫雷诺、罗杰斯、皮尔斯、萨提亚、艾瑞克森、伯恩、莱恩等等。

  如果我能决定一切,我要颁给弗洛伊德所有时代最佳灯光照明荣誉"凯撒"奖。他是第一个击掌三声拉开帷幕的人。多亏了他,小聚光灯才照向了后台,让我们知道了舞台是被无意识的神秘细绳控制的,知道了它的运作机制,并知道了它一千零一种变化方式。

  多亏了他,多亏了承接他的后人,多亏了神经生理学的进步[①],我们开始认识到某些男人和女人,从生命之初,就具有了相同的命运。

---

① 2013年3月,作者注:如今神经生理学进步神速。

第九章 对俄狄浦斯情结和精神分析的新阐释

后弗洛伊德精神分析家们关注童年、更理解身份认同问题,贪食症只是表现症状

有一个和弗洛伊德同时代的人叫格罗代克①,是内科医生、巴登巴登疗养院②院长。他没能像弗洛伊德那样很好地将无意识理论化,但他发现了无意识的存在和它对身体的作用。

这个想法在当时是革命性的,格罗代克在《伊底的书》③中做了很好的阐述,并通过他医学实践中确凿的结果,证明了无意识的真实存在:身体的疾病也是灵魂的疾病。

他用尼采一句话中的"伊底"来指代统治我们的未知力量,他成功地展示了"伊底"在器官中说话,人们用"肉"说话,在痛苦之外,疾病是……人们活着的证明。

弗洛伊德长期致力于歇斯底里的研究,自然对格罗代克的实践和词汇感兴趣,他在 1920 年左右用"本我"④来指代人们心理生活的三个组成之一,与"自我"⑤和"超我"⑥并存。

---

① 乔治·格罗代克(G. Groddeck),普通内科医生,在治疗身体疾病的同时会主要考虑无意识的冲突。1963 年 Gallimard 出版社出版了他的《伊底的书》(le livre du ça)。
② 巴登巴登(Badenbaden),一个德国小镇,也是著名的度假地,位于黑森林西北部的边缘上。——译者注
③ 伊底(ça),又译为:本我、潜我、它我、伊,是拉丁文的"它",在德语中是 es,在法语中被译为 ça,在英语中被译为 id。因为弗洛伊德理论中"本我"的说法较为普及,故保留"本我";格罗代克和尼采的概念则译作"伊底",以此稍作区分。——译者注
④ 在《自我和本我》一书中,弗洛伊德明确指出他不再用"意识"和"无意识"来看待事物:无意识最终无处不在,而意识并不是如此轻易能被意识到。他用"本我"来指代人们自然状态中最活跃的冲动,通常被掩藏,但能被认真倾听的耳朵捕获……它们在幕后统治着自我,非常活跃。
⑤ "自我",是人们认为自己是的那个人或想成为的人,是本我、超我和外部世界的要求相互冲突时的舞台。
⑥ "超我"由批评、自我批评、负罪感、价值观等组成。它是"警察",规定了允许和禁止。允许和禁止是它的内容,如果它们从儿童期开始就一直没有变化,那么这就是痛苦的根源。这种情况下,治疗是要重新梳理这些内容。

格罗代克说得很有道理，以至于现在的精神分析家们几乎只看到疾病的正面意义。对他们来说，所有的症状都是力比多的表现，也就是说，是无意识的享乐。

晚些时候，弗洛伊德派精神分析家梅兰妮·克莱因开始关注童年期，并做出了宝贵的理论贡献。她发现所有人在婴儿期都有一段抑郁的时期，会用不同方式来抗争。首先是乳房（或者奶瓶），对乳房的幻想以及吮吸拇指的重要性。以后才是对妈妈、爸爸、学校、电视的兴趣……年龄越大，避免抑郁的方式越多越精细。从滚珠到玩具娃娃，最终进入社会层面：电影院，外出，工作，嗜好或仅仅是消遣，恋爱，结婚，孩子，等等。

但有一些人不能成功地发展这些可能性，或投入不够因此找不到平衡。这些人要么会妄想，要么有身体或行为的紊乱。有时三者都有。幸运的是，通常只会有一种。

贪食症是性问题吗？什么是"俄狄浦斯"阶段？

弗洛伊德和梅兰妮·克莱因都把性看作一切人格建设的发动机。

温尼科特是后弗洛伊德精神分析学家、儿科医生。要等他出现后，人们才知道了有比性更早期的紊乱。比如离开瘾症就无法生活的人们，尽管尝试过很多的治疗（这是大多数贪食症患者的情况），但他们还是没能发展出人际关系的灵巧度，因为他们还没能和快乐搭上线。他们停留在需求层面：不断给自己播放童年初期的电影，那时候他们唯一关心的是能填满嘴巴、平息、修复的东西。快乐是一种复杂的感觉，不能脱离与他人的关系而单独存在。

贪食只谈得上是平息。只有度过了被弗洛伊德称作"俄狄浦斯"情结的人才有能力获得快乐。

为了更好地理解这个过程，让我们回到弗洛伊德所说的"俄狄浦斯"情结。我会试着给出一个尽可能清楚的定义。

尽可能简单地来讲，"俄狄浦斯"阶段是一个孩子的生命进入交流的过程：他的兴趣不再局限于嘴巴是否填满。他开始干涉父母,字面上讲爱上其中一方,首次离开填满他的东西,转向填满他的人。

食瘾症患者停留在"前俄狄浦斯"阶段,即使有时非常聪明,他们在情感层面却是住在成人身体里的婴儿,没能建立起真实的身份认同,也还触及不到成熟的性。作为临床心理学家,我想再一次强调,食瘾症患者的问题属于"前俄狄浦斯"阶段,也就是说是身份认同问题。

一个精神脆弱的母亲和其女儿讲述的后果

我坚信母亲的心理状态对孩子未来的心理平衡有决定性的影响。卡洛琳的心理治疗历程如此艰难,是因为她的经历即使在贪食症患者里面也属极端情况。不过,她的故事可能和不幸拥有失衡父母的孩子的经历很相似。

我是七个月时出生的早产儿,因为我没有力气自己出来,医生只好剖腹。我妈妈总是责怪我,甚至把糟糕天气都怪罪于我。整个怀孕期间我母亲都躺上床上,只吃奶制品,因为她得了骨脱钙。她被我可恶的父亲搞得太焦虑,才导致了早产。爸爸曾对我说,我就像一个红酒瓶那么大:我只有一公斤重。

一出生,我就快死了。呃,人们是这样对我说的。好像是妈妈睡觉时,我在摇篮里快窒息了。一个偶然路过的医生发现了,叫喊道:"这小女孩是谁家的?她死了,完全变蓝了!"守候在一旁的父亲跳起来:"是我的。"医生拿了个塑料管,吸出了我吞咽的脏东西,给我做心脏按摩。他们把我放入一个塑料箱,坐上救护车朝"病孩子"抢救中心急速前进,我父亲快疯了。

就在这时,飞驰的救护车来到一条正在施工、凹凸不平的小街里,强烈的撞击把我抛了起来,我的头撞到了车顶,又落了下来。

父亲完全丧失了勇气,对开救护车的人说:"算了,没用了,现在她死了。"

这真是个玩笑,我的生命都是个玩笑。

我没死。我被放到一个暖箱里,当时叫作"隔离箱",在无菌环境里人工喂养,全身插满了管道。至少三个月内没有人碰过我。

爸爸每天往返于郊区和巴黎,给我带奶来。

整整一生,我和其他人之间都好像隔着一面玻璃墙。我看得到他们,我想他们也能看到我,但是,有些东西过不来。我在10到18岁间的发育迟滞更是糟透了。

总之,我一直被母亲打压,我也习惯了自我贬低。她像疯子一样朝我吼叫,每天歇斯底里爆发都会指责我,说我是垃圾、坏蛋、要弄死我、毁掉我,说我会疯掉,说全家人都讨厌我。我才8岁,我整天哭,因为我相信了她说的话。当我和我弟弟还小的时候,她会因很小的事情打我们,比如一件衣服没放好,桌上有一些碎屑……她的暴力让我感到惊恐,整整一生我都害怕她。

都是我的错。她打碎了一个瓶子也要到我房间找到我,对我吼叫:"今天一早你就让我神经紧张,是因为你我才打碎了瓶子!"

这对我影响很大:现在有人打碎瓶子时,我还会心惊胆颤。她抱怨我的父亲,抱怨所有的一切,一切都可能让她不幸,让她朝我发神经。

我想再说一次,不是所有的贪食症患者都有和卡洛琳一样的童年。尽管如此,我还是认为问题主要出在母子关系上。母子关系中孩子感受到的疏离感,也许是被抛弃感,可能是不可逾越的恐惧感的根源。

生命最初的害怕!

害怕是一种基本情绪,所有的婴儿都经历过。但如果孩子感受到母亲是他的延伸,母亲就将不会妨碍他进入弗洛伊德所谓的"俄狄浦斯"阶段,去解决他的冲突,悄然长大,发现事物并整合它们,不断用新的可能性丰富自我。

如此,孩子能够自己构建自我形象,选择一些爱的"客体",让他在远离涉及他欲望的父亲或母亲的同时,又象征性地靠近他(她)。实际上,他不知道,他的新选择给了他不断重复俄狄浦斯剧本的机会。当弗洛伊德意识到患者和治疗者建立的关系,同患者和其父母曾有的关系相关时,他发现了转移。这一伟大的发现让人们得知,所有人都坚定不移地以各种各样的形式重复着俄狄浦斯图谱:欲望、挫折、愤怒、仇恨、失望或梦想的满足……总的说来就是所有最初孩童期、与父母或养育者关系中的经历。

疏离感

通过只关心填满嘴巴的东西,贪食症患者逃离了人际关系困难,就好像他们不愿意为了精神分析家说的"客体"(母亲)而放弃"部分客体"(乳房)。所有人都被骗了,父母、朋友、同事甚至有时还有"心理医生"……没有人轻易知道,但心理治疗中迟早会浮现出真相,特别是团体治疗中:表面上,他们认为自己处在和他人的关系中,谈着吸引或排斥,但内心深处,他们独自待在童年黑暗的世界中,与他人、世界和自己之间有一种疏离感。

小结一下,贪食症出现在青少年期,其心理根源却来自最初孩童期。过早出现的不安全感,还有随之产生的焦虑,阻碍了情感成熟。也就是说,在俄狄浦斯阶段,他们粘合在父母之间,没有成功地在一旁给自己找个位子。

"完全不是这样,"你们当中的某些人会说,"我完全是妈妈的反面,而且一点不像我爸!"

不要轻信这样的话。首先,"完全相反"和"完全相同"两个表达对无意识来说是一回事,因为参照物一样。其次,在治疗工作中,人们能很好地看到,他们不仅是家庭剧本的囚奴,而且无法知道如何自己做选择。在团体治疗中,成员们能够后退一步,对刚说的话突然醒悟。真相一目了然：父母的老观念原封不动地留在他们的自我当中，没有被"消化"。

"在父母跟前，我过去从来只知道在表面上自我肯定。现在我不再和他们一起生活，结了婚，有了孩子，但我发现他们从一开始就决定了我的行为，直到今天还这样。我想，过去在内心深处，我总是害怕成不了他们给我或是想要给我的形象，害怕成为其他样子。"

每个组员迟早都会有这样的醒悟。在这之前，他们都是"虚张声势"。人们认为他们在关系当中，在交流当中，实际上，内心深处，他们紧拽着"部分客体"。当他们躺在精神分析师的躺椅上时，他们的要求都是对着乳房讲的。

一个精神科教授和精神分析家对贪食症的解释

菲利普·亚眉[①]教授就这一话题，谈得很清楚：

> 像所有依赖性人格一样，贪食症患者一方面对他人的态度非常敏感，一方面会反抗所有想让他改变的意图，并让此意图失败。涉及贪食症状时，后一方面尤其突出。他们的依赖性表现为对人际关系距离变化的脆弱性，即刻反应为被迫害或抑郁模式；不接受挫折、直接冲突和孤单；在更年长的人或完全相似的人那里寻找一种互补甚至是寄生的关系；紧抓着人不放，却会逃离过于亲密的关系；频繁地断裂，倾向于赌气或请求式的自我关闭。
>
> 与这种依赖性相关联的，是孩子与环境、特别是与母亲最初关系的内化过程的失败。这个失败让孩子无法内化一段足够安全稳定的关系，从而无法自立，这让孩子多多少少依赖其生活环境中的重要人物，依赖和这些人物的现实关系或这些

[①] 菲利普·亚眉(P. Jeammet)，精神科教授，精神分析家，他的博士论文是关于厌食症的，现在也研究贪食症。他是国际大学医院的教授，和伊夫林·凯斯特伯格(E. Kestemberg)一起发表了《精神分析式的心理剧》。

人物在场的必要性。这经常涉及被母亲特别关注过的孩子，感到过早或过于突然地失去这一支持，比如各种对孩子而言具有灾难意义的突发性事件：另一个孩子的出生，母亲的抑郁或生病，偶然的分离……每个案例中，事件来临时孩子的年龄、事件的严重性都不一样。这让我们既要意识到问题的共通性，也要意识到每个患者的不同。

治疗贪食症：针对生命初期的困难

对于治疗，他就自己当前的了解补充道：

"……贪食症的治疗碰到了很多困难，就像治疗所有和依赖相关的行为紊乱，需要区分行为紊乱的治疗和潜在人格的治疗。对于行为紊乱，如果说去除一种约束行为相对简单，比如精神病性的厌食症，那禁止一种倾倒行为要困难得多，比如贪食症。患者的合作经常变化。他们很频繁地在治疗中制造冲突的气氛，以类似贪食冲动的节奏来消耗治疗师。"

如今很多研究者把贪食症和"孩子与环境、特别是与母亲最初关系的内化过程的失败"联系了起来，这让我很感兴趣。

我也同意生命最初的脆弱性，所以我会采用强化团体治疗的设置。在这样的设置中，原始的害怕迟早会浮现，正是它们阻碍了内化过程。我认为这些害怕本身才是根本，而不是它们所导致的症状。

我的临床经验和个人体验告诉我，无意识是没有时间性的，而且资源丰富。在新的情况、场景中，它会战胜最为狡猾的幻影，进入内化程序。我注意到，如果生命最初的心理成熟没有完成，一个人不论什么年龄都可以重新开始心理成长。

我知道在某些医疗机构，贪食症患者也可以接受精神分析心理剧治疗。我觉得精神科医生和精神分析家用这一方法丰富他们的治疗很有意思。但我常常听尝试过这一方法的患者说，在心理分析剧中，"心理医生"保持习惯性的中立，这让他们受不了。我认为,治疗师存在主义的态度,加上这些技术才是成功的根本源泉,至少对厌食贪食症患者而言是这样。他们需要和治疗师有真实透明的治疗关系,这会教他们如何进入和他人、和自己的真实关系中。在生命的最初时期,宝宝需要和妈妈有完全的连结来建立日后的自信。

您把一个两三个月大的宝宝抱在怀里。如果您用闪亮的眼睛看着他,宝宝会很振奋,试着抓您的鼻子、耳朵、耳环、项链,就是说,他会有探索性的行为和肌肉紧张。

相反,如果您看他就像他是透明的,没有真正看到他,要么他会有些奇怪的反应:躁动,张大嘴,试着引起您的注意……要么他会呆呆地,好像已经处于忧伤或焦虑中,也许这就是最初的一次被遗弃体验。

这完全证实了温尼科特的"抱持"理论,他解释说婴儿在母亲怀里感受到的被接受与否,决定了他是否会发展正向因素来建造以后的身份。

我认为,贪食症患者在生命的这一时期瘫倒了,原因我并不清楚(我们可以做很多假设),他们本该探索和他人的关系,却相反地害怕关系。我认为应该在日后的心理治疗中重新给予他们——让他们体验完全的连结。这一完全的连结不需要用抚摸来实现(人们在 80 年代这样认为),完全可以用语言、和所有围绕语言的非语言来实现。

精神分析在治疗食瘾症上的局限

不是所有人都在法碧娜那样悲剧性的环境中长大。我重复一下,并不是所有的贪食症患者的父母都值得怀疑。但我选择呈现她的经历,是因为总的说来,她的精神分析结果还是很积极的。同时,她的经验同我自己,还有其他一些贪食症患者的经验一样,展现了精神分析在治疗贪食症上的局限。贪食症最终是个前俄狄浦斯问题。

法碧娜很高,自认为庞大,其实她比正常体重多 10 公斤,最多

15公斤。她会自我催吐，但"没吐的还太多"！她的头发是栗色的，短短的有些乱。访谈这天她穿了一件鲜红的毛衣，同她陷进去的黑皮沙发形成鲜明的对比。

这时，她参加我的团体治疗已经两个月了。我知道她做了三年的分析，于是问她是否愿意为本书接受访谈。她说可以，我于是在此把访谈内容原封不动地呈现给你们。

她说："我开始精神分析，因为我意识到不能继续这样下去了，而且我想改变我的生活……"

我问她是怎么听说精神分析的。

她："好吧，我早就知道'心理医生'了，因为从我认识我母亲起，她就一直是抑郁的。她总要看些'心理医生'接受治疗。

"接下来，我决定当教师，于是我听说了精神分析，心理治疗，弗洛伊德……但我母亲并没做过精神分析。她一直接受心理治疗，一直没好。她在精神病医院住过院，接受高强度的抗抑郁药治疗，住院间隙她接受心理治疗，每周一次。

"我对自己说我要更实在的东西，于是我想到了精神分析。我想超越支持性的心理治疗。"

她让我想起了一个我忘记了的细节。1983年，她听说了我，并参加了一两次团体治疗。那时候，我还没开始连续两天的强化团体治疗，参加者一周来一个晚上，人数也少得多。她记得当时有五六个人。

她："我记得，有个55岁的胖男人说他一个人去饭店。有个55岁的女人，她是一个学校的校长。还有一个很漂亮的年轻女人说'是的，你们看到我很漂亮，其实因为瘦、胖、瘦、胖，我十分憔悴。'

"……但是我没能承受住，我当时受不了这个团体，我受不了当我说觉得自己很丑时，那个男人对我说'我觉得你美丽，我觉得你是一个好吃的成熟果子……'他让我觉得恶心！"

法碧娜当时什么也没说就走了。她当时不明白，团体正是一个值得谈论恶心的地方，值得谈论所有的感受。

她:"最终让我决定去看分析师的,是1985年12月的一天,我母亲卧轨了。这是她最后一次尝试自杀,之前她试过50次——我有点夸张,但差不多有这么多。实际上,她救了自己。在最后一刻,她有了求生的念头,她往后退,火车开得也不是很快,仅仅碾过了她的脚趾。我知道,在我出生那年她就已经自杀过一次……她跳到瓦兹河里,她不会游泳……之后,她做的其他尝试通常是服用药物,都被救回来了。还有一次她切断了血管,尝试割喉……卧轨这次是最后一次。当时,我父亲已经有过一次急性心血管病发作……实际上,我父亲当时再婚了。这事发生在1985年12月,1月我就开始见分析师。我对自己说:'好了,现在我得行动了,这一切太沉重了!'

"我刚去看了卧轨的母亲,接着就去参加父亲的婚礼,这真的很难。我和兄弟什么也没告诉父亲,因为我们不想破坏他的节日。就是这时,我感到我的思想、我在一方和另一方面前扮演的角色差别如此巨大。我对自己说:'现在,我什么都不懂了,我得照顾我自己!'

"我想到了精神分析。我见了两三个女分析师,选择了最老的那个。她有55岁左右,现在我觉得当时的我想找一个理想的母亲。

"我开始分析谈话了。我向她讲我的生活,慢慢地讲到我的整个故事。很好,这让很多事情变清晰了:我意识到我对母亲和对父亲的不同态度与方式,我对父亲的攻击性。这对我帮助很大,因为分析让我和父亲和解了。他不是'坏人',我母亲一直扮演受害者,她并不是非得这样。而且,我也能够表达所有我对母亲的攻击性。这是我从未能表达的:当我们有个生病的、每天都躺在床上的母亲,我们不能……我们得对母亲好!我们得善良,而当我们对整个世界都很善良的时候……

"我对分析抱了很大的期望。因为所有人都说,症状不是真的问题,当你开始触及真的问题时,症状就会消失。但三年后,症状还在:每次分析前,我吃,我吐,完了继续!"

我问她一周做几次分析,她说开始两次,后来三次。每次半小时。我请她明确"症状还在"是什么意思。在我的治疗中,经常也有患者说同样的话,但当我进一步追问下去就会知道,他们不再从早到晚都被食物困扰,数量也和从前大不一样,他们说的贪食……仅仅是比"苗条餐"更丰富些的一顿饭!但对法碧娜来说不是这样,三年后,她还是从早到晚被进食的念头困扰。

她:"我可以在'吐'了10次后去做一次完全'失败'的分析,做完也照样。她呢,她对我说我不能保留住分析带来的好处……

"我的分析让我进步,我学到了很多关于我自己的东西,关于我的行为,等等。但我依然有我的机制。"

我想知道她说的"机制"是什么。

她:"……是对挫折起反应,不能承受痛苦。当有事情令我难受时,我就吃东西,而不是去体会,因为我无法承受……实际上,我并没有做分析。我做的是支持性的心理治疗。我可以讲述生活中发生的事情。我弟弟有几次躁郁症发作,他开始完全'崩溃'。在我母亲和父亲之间发生了太多事情……父亲最终自杀了。分析帮助我承受日常生活,走出过去,能够回答我是谁,如何给自己定位。我明白了我不是必不可缺的,我不是所有人的拯救者。"

我问她如何感受分析师的态度。

她:"开始,她完全不说话,后来我觉得她说得过多,倾听得不够。她给我说了些东西,但是……我觉得她在使用一些菜谱,她有许多装着阐释的抽屉。你拉开一个抽屉,就有关于食物、空、满、性欲的阐释。比如,贪食症是一个洞孔的问题:吞下去的食物没有通过肠道和肛门排泄,这个过程是口欲的满足……全是这些说法。这些东西我理智上可以理解,但在自己身上体会不了,在身体里感觉不了。所有我说的东西都会让她产生联想。

"有一次,她做了一件让我很感动的事。那是在零下20度的冬天,我完全被冻僵了,她给了我一杯热茶。我非常吃惊,因为通常分析师们不管你的冷热……您看,这是件特别的事。本来我们可以就此治疗,但这不是他们的方式。他们什么也不说。而且实际上,我觉得她不理解我的贪食症。她要是能理解就好了……我呢,我很郁闷,我认为这让她恶心。"

我:"您告诉她了吗?"

她:"说了,她说不,这不让她恶心,但我不相信。还有,我有些埋怨她没能在缓解症状上帮我。很长时间,我认为她是魔术师。我很相信魔术,好像就那么一下,突然,一切都会变好。"

我:"然后您联系了我……"

她:"是的,我对自己说,现在,我足够坚强了,可以去参加团体治疗,去面对别人的目光了。真的,现在我对别人说我是贪食症患者,我能承受。而且,我想治疗症状。"

我:"但您看到了,团体活动中我们并不治疗症状。"

她:"对,但我不知道怎么说。一方面,团体里不只有贪食症患者,这很好,但同时,知道这被重视,我感到很好。尽管我们不谈症状,但我们知道它在那儿,知道它存在,用不着掩藏。在我的分析中,我用了好长时间才说起症状,我的分析师想我告诉她一切如何发生,我如何做。"

我问她,相对于精神分析技术,她如何体会她参过加的两次团体治疗。

她:"我感觉很好,我感到有自己的位置。有一件事我受不了,就是他们都很瘦,在这一点上,我还能找到办法来排斥自己。即使在贪食症或有其他有困难的人组成的团体中,我也对自己说,'你看,你是最可怜的,因为你很胖。'尽管我知道体重35公斤的人比体重70公斤的好不到哪儿去,但很难不这样想。除去这点,我感觉很好。我感到被看见。我看到其他人,我也被看见!虽然我还是有点怕。

"相对于分析,相似的地方是有情绪出现,就情绪展开治疗。不一样的是有互动,一切不再只围绕着我。和其他人之间也有事情发生。而您,您的位置完全不一样。您会介入,您在这儿,能向您掷回些东西也很好。

"在我的分析快结束的时候,我向分析师掷回了些东西。开始我不敢,但后来敢了。她什么也不回答。她是那种看上去总是很好的人。她总是在那儿,非常冷静,穿戴很好,很潇洒。还有,我躺在躺椅上,她呢,她看得到我,我却看不到她。她对我有一种权力。我觉得这样的姿态太容易了。有时,我感到自己像被钉住的昆虫。有时,我感到她很近,很近,离我很近,但就像一种威胁,因为她对我有完全的权力。我就好像可怜的小绵羊,秃鹫的阴影靠近了,就要被逮住。呃,这就是我曾经有过也说过的幻想……

"您和我的分析师很像的一点是倾听和感受的能力。但直接触动我和其他人的方式,我在您这边感受更强。

"不同的是,在分析中,我脑子里有事但说不出来。在团体里,当我有话要说时,我就说了。这一刻或另一个时刻就说出来了。这点很不一样。在团体里,我们有的是时间。对我来说,每次分析的半个小时过得非常艰难,您看,得把这段时间用足,因为如果不用足我会感觉在浪费钱,一无所获。同时,我对自己说,'对,但为什么要投入呢,因为半小时后你就会被赶出门。有其他人在后边等着呢。'还有这点也不同:之前的病人,之后的病人。

"在团体里,即使有 20 个人,我们也能觉得每个人都很重要。对您来说是这样,对其他人来说也是。

"在分析中,单独和某人在一起,我们认为会建立很强的关系,但实际却存在很大的差距!不过同时,我在她身上有很多转移。"

我:"您是如何使用这些转移的?"

她:"我反对她,我很有攻击性,我能表达所有对于我母亲的攻击性。"

我:"您的分析师是如何反应的?"

她:"她对我解释说,我给了她一些并不真正针对她的东西。"

法碧娜以为她只能有攻击性的转移,因为当我问她对我有什么转移时,她觉得不一样。对她而言,我的形象不代表母亲,代表绽放的女人。"然而您也有儿子,但对我来说,您是个女人,有诱惑力,性感。您是'榜样',不是对于作为女儿的我,是对于作为女人的我。"

我接着问,她能否想象有一天,对我也具有攻击性,就像对她的分析师一样?

她:"也许因为您是榜样,女孩们都争着取悦您。也许最终会发生的,是一种手足竞争。团体中有一个女孩特别地试图取悦您……布丽奇特……我很烦她。不,实际上,我想是我想取悦您。"

我告诉她不用取悦我。我喜欢她。我并不是为了安慰她才这样说。她懂得这一点。因为在我身上,人们看到的第一个东西,就是我所说的"透明":我绝不说任何不是我真实感受的话。

她:"……是,但休息时大家都在那儿,想单独和您说说话得排队。这时,我觉得您不是随时有空的,在团体里您是。这样的情况更多是在治疗的间隙。"

我向她指出,她没做任何事情向我表示她想和我说话,我不能猜到她有这样的愿望。她对我说她常常想给我打电话,当她感到不好的时候。但是她并没这样做。

她:"是的,有很多事情我都意识到了,特别是这一点。我不会提要求,想象即使我不提,人们也会知道……我心里想……这很蠢,我自己也做不到这点,我不是开天眼的人!我对他人有很多期待,因此,我什么也不做。

"团体治疗中,吉斯兰说过,词语说出来就没有力量了,她不说话因为她觉得她的话没有任何内容,反映不了她真正想说的。我很认同这一点。我常常在分析中什么都不说,因为我觉得词语表达不了。不,这也许是阻抗,而且是骄傲的阻抗:'不论如何,人们懂不了我想说的,因为我如此珍贵,没人能懂。'

"我觉得,当我们是贪食症患者时,我们是珍贵的,同时也是垃圾桶! 总之对我而言是这样,过度骄傲,同时自尊完全被毁!

"半个小时和很少的时间……

"被看到和不被看到的焦虑,为此自我贬低……

"还有对依赖的害怕……但我坚持了三年,因为我知道我需要做些事。而且,我害怕离开。她也没有扔下我,没有对我说:'如果您停下,就此结束!'我问她:'如果不行,我能再次联系您吗?'她说可以。她不同意停止,她认为我的分析还没结束,三年并不多……但当我在最后一次治疗时问我能否再打电话时,她说当然可以,完全没问题,但是得预约会谈。"

我问她做了多少次,付多少钱。

她:"最开始的一次没付钱,然后的两次付了。再后来她换了工作地点,停止了在中心的工作,重新商定了价钱。我一次付40欧元。但是因为一周有三次,每个月我得付480欧元。"

我很喜欢上面这段故事,因为法碧娜说的既不是问题也不是答案,我却认为,以存在主义的观点,它展现了一个贪食症患者在精神分析中遇到的所有困难。

传统治疗对贪食症患者来说并不理想。首先,仅仅是个时间问题。半小时一次,有时三刻钟(我的一个患者卡洛琳在四年中做过每周两次,每次10分钟的分析),这对具有这类人格的人来说太少了。他们充满了防御,内在形象负面且不完整。就像温尼科特,以及他之前的梅兰妮·克莱因说的,某些人在婴儿的时候没有内化那些好的东西,而建造坚实的自我需要这些东西。

他们躺着,治疗师坐在身后,从空间上也从其他角度(拉康所说的"假定知道"[①])占据统治地位,这样的情况也不适合他们。因为在摇篮里,他们就一直感到被他人"打压",以至于他们从不敢直面他人,原意和引申意义上都如此。

在他们所处的阶段,我觉得阐释也没用。尽管他们喜欢阐释,因为他们主要"靠脑子"运作,非常喜欢给自己提一万个问题,然后

---

① 拉康所说的"假定知道"是指实际上,精神分析家被理想化了,被假定知道分析者不知道的一切。

找一万个答案。他们唯一真正的语言是行动:如果他们需要用行动来表达,至少可以按逻辑推断,对他们而言,语言是无效的。所以需要在语言层面进行学习。

团体治疗通过具体的行动来进行。因为人们连续几个小时待在一起,他们不能离开去"吃",表达情绪的行为迟早会出现:可能是抖动的腿,流下的眼泪,不经意的笑,发言时充满愤怒、温柔或满足的声音……通常是些细节,一些很小的事。我会鼓励他们不要抑制。我甚至会要求再加入一些,如果可能的话,找到合适的语言来表达。通常他们不能立即做到,有时他们会因为防御而乱说,逃避一些让人难受的东西。但是我会坚持,当说出来的词语带动了情绪的时候,我会感觉到。这时,只有这时,我们才进入了表征的层面。

也就是说,我感兴趣的不是单纯的情绪。在某些治疗中(我并不批评,它们也有它们的用处),人们连续几个小时尖叫,在地上打滚,然后认为他们很好地进行了治疗。当我感到当事人有这个需要的时候,有时也会让来访者这样做,但这种情况很罕见。我认为贪食症患者特别需要下功夫的是语言表达。

为此,我不使用阐释,而是从最终会"自己冒出来"的语言材料展开治疗。我会在本书第三部分谈具体如何做。

如果说贪食症患者贪食是为了不让自己感受情绪,那是因为他们还无法管理情绪。他们无意识地试图避免情绪……而这是和他人交流的第一步。

精神分析理论有助于更好地治疗食瘾症:
"转移"和"反转移"

我想借法碧娜谈到的转移说说自己的观点。人们对转移的概念通常很刻板,认为它是经典分析框架的一部分,或认为它一定会导致攻击性或爱的情感。

实际上,转移比这要复杂得多。所有的治疗关系,不论是纯精神分析,还是其他疗法,都不可避免地会重复生命最初阶段面对他人所产生的情绪情感。一般说来,贪食症患者特别害怕被遗弃,会用愤怒、仇恨或请求来掩饰害怕。

举个例子,有时在治疗中我会遇到攻击,当我几乎肯定这个把戏和我无关时,只需要说好像这个情绪并不是针对我的,当事人就会明白他在自己的家庭故事中。我遇到过持续了几个月的负面转移,有的甚至从未被解决,但大多数情况下,人们在我的透明前自动缴械,不管他们拿出了什么武器。贪食症患者有太多不透明的经历,这让他们懂得识别真诚,并欣赏真诚。

比如,我和法碧娜之间就发生了两次这样的对撞。

在治疗期间,有段时间她感觉很糟糕,她给我打电话,几次都直接进入了语音信箱,但她并未留言告诉我她为什么想和我说话。通常,我会很快接电话,但在那会儿,我自己也在经历生命中特别困难的一个时期。我能坚持带领团体治疗,但很少接电话,我经常使用语音信箱。

最终,她打电话过来,我接了。她哭了,告诉我她很糟……我在电话的另一头告诉她,我过得也不比她好。我解释说我正在度过一段困难时期,我选择有时不接电话。尽管我没哭,但那天我也很悲伤。

突然,她不哭了。她给我说了类似这样的话:"是的,我太蠢了,我总以为一切和自己有关。我认为您不接我电话是您生我的气了,而没想到您有自己的原因。"

我建议她来看我,不是为了倾听她的痛苦(这留给团体治疗),而是为了温柔地抱抱她。这是当时的我唯一可以做到的。

另一个关于法碧娜的例子。有一次,我无意点燃了她攻击性的导火索。当时,我好像在谈一个电视节目还是一篇文章,总之和治疗没有直接关系,更多的是媒体对我的治疗团体的宣传。我记不得法碧娜具体说了什么,大概是"别用您的事情来烦我们了,我做不了什么,我来这儿是来解决我的问题"之类的话。

如果我是传统治疗师,我会就她的攻击性工作,会停留在转移的范围内。但当时,我的反转移出现了。换句话说,我感觉受到了伤害。我当然不知道我受伤的原因(没有人能直接触及自己的无意识),但我能意识到的是,我感到她对我不感兴趣。我向她表达了,我说她是通过媒体知道我的,今天对我有用的东西至少对她也有用过一次,因为她来到了这里。她开始哭泣和赌气。

尽管我对人无条件地接受,但有时,可能有些东西会让我回到我自己的冲突模式中。精神分析把这叫作"反转移",通常,传统的治疗师会有督导来帮助自己看到这点。我是一个人,有故事的人,在这个意义上,我对我和其他人之间的互动有责任。有时,我在和他人的情绪互动中还是关键的一部分。如果我像传统心理治疗师那样工作,我会认为需要保持"有距离有控制的介入"。大多数情况下,我都是这样做的。但我并不是一台机器,我也没有合作的治疗师,对自己没有足够的反观。当我和组员发生争执时,我会告诉他我的感受,当然,要在我感到情绪有介入的时候。话说回来,我也是一个普通人,我也会犯错,但这并不严重。通常,团体的参加者会有所反应,并最终会表达他们认为我做得不妥当的地方。

星期六的团体结束了,大家都走了,我筋疲力尽,法碧娜在门口说想和我说"五分钟",语气不像请求而像个讨债的。我说:"不,很抱歉,我很累,让我们停在这里,等明天的团体活动再说。"我当时不想再倾听任何冲突了。团体活动结束了,我们不再处于设置框架中。

第十章　所谓的新疗法已经过时？

人本主义精神

从生物能到放松疗法、莫雷诺的角色扮演、艾瑞克森的催眠、交互作用分析、家庭治疗、格式塔治疗法、莱恩的反精神病学……所有这些"新"疗法都具有同一个思想：不再使用"精神疾病"、"阻抗"等术语，不再"治疗"，而是陪伴另一个人积极寻找他自己的"路"。

技术是不同的，目的却一样。我根据患者不同的表达使用不同的方法。如果他只能用情绪进行交流，我就用一种情绪表达的技术。如果正相反，他知道用词语讲述，我就使用一种以话语为主的技术。但我想说，事情并不绝对，通常，被表达的情绪会让位于词语。

20世纪60年代，受莫雷诺和威廉·赖希的影响，美国的新方法传到了欧洲。威廉·赖希是一位反叛的精神分析家，性学家，致力于证明身体是心理障碍的显像剂。

为了使新疗法的人本主义精神概念更清晰，我想到斯坦纳[①]讲的一个小故事，意味深长地阐释了治疗关系，特别是艾瑞克·伯恩教授的人本主义精神。

"……他（伯恩）想邀请来访者参加关于他们的个案讨论或职业会议。这和实际操作习惯很不一样，他希望精神病医院的住院患者看着学生和导师讨论关于他们自己的团体治疗。在讨论中，治疗小组在病人的目光之下，和治疗时病人在治疗小组的目光之下一样。这是建立在伯恩的名言'在病人面前不必要说的话，就完

[①] 斯坦纳（Steiner），心理学家，作家，他曾经和艾瑞克·伯恩一起工作。

全没有必要说出来'上的。"

伯恩原是精神科医生,一开始对精神分析感兴趣,在两位行会名人(保罗·费登,艾瑞克·艾里克森)的指导下完成了传统培训,15年后被旧金山精神分析协会开除。要知道,他的有些观点是传统精神分析所不接受的。

我的目的不是要解释交互作用分析(况且我也理解得不彻底),也不是为了让你们去阅读相关的书籍。如果运用恰当,交互作用分析可以"不动声色"地让人有些出乎意料的觉悟。

我有时会用到"过度换气"——在治疗中更多被称作"呼吸重生"①——来帮助戴着厚厚"盔甲"的人连结情绪。

罗纳德·奥尔②在20世纪60年代改进了这个疗法。过度换气的目的,是让人进入一种早期的身体水平,找到当时的情绪并整合它们。我有时也会使用,但治疗贪食症时用得很少。他们已经"退行"得非常厉害,更根本的需求是学会"说话",我想说,仅仅是说话。

当他们来见我时,我发现他们常常已经体验过最"艰苦"的治疗技术,就像阿美丽的个案,她将向你们讲述她对尖叫疗法③的体验。我在此先对这个疗法简单说几句。

贪食症和尖叫疗法(被压抑情绪释放疗法)

尖叫疗法是亚瑟·亚诺夫④在20世纪60年代末期为治疗毒瘾发明的。当他还是洛杉矶儿科医院精神科的住院实习医生时,他的著作《尖叫疗法》就获得了世界性的成功。

亚诺夫认为,所有机能障碍都由一种原始、无法忍受的痛苦导致。通过尖叫(结合话语),被埋藏的痛苦重新被经历并被驱除。

---

① 呼吸重生(Rebirthing),也叫"能量呼吸"、"意识呼吸"或"转化呼吸",是另类医学疗法的一个分支。在呼吸重生过程中,来访者进行快速不间断的深呼吸,迅速聚集生命能量,突破身体盔甲,并实现潜意识的深层转换。——译者注
② 罗纳德·奥尔(L. Orr),美国灵修作家,因发展了"呼吸重生"而著名。——译者注
③ 尖叫疗法(Cri Primal),非主流心理疗法,20世纪60年代由美国精神医生亚瑟·亚诺夫首创,70年代风行一时。——译者注
④ 亚瑟·亚诺夫(A. Janov),尖叫疗法之父。1975年,Flammarion出版社出版了他的《尖叫疗法》。

这种疗法针对系统性的倒退,尽管尖叫仅仅是疗法中的一部分,它并不适用于所有人。时机恰当时,我也会使用。但总的来说,我认为贪食者首先需要的,是重新认识自己,而不是沉浸到他们无法承受的痛苦中。

阿美丽的见证

第一次参加团体治疗时的阿美丽:苗条,金发,眼神清澈但不柔和。如果不是因为恐惧而面部抽搐的话,她的脸本该是迷人的。她身材挺拔但有些僵硬,偶尔的微笑显得很勉强。她说自己很凶,很坏,刚接受过尖叫疗法。她认为需要使用一些超强的办法来去除内心深处的痛苦。

阿美丽的团体治疗接近尾声时,我问她是否愿意为此书谈谈她接受尖叫疗法的经历:

> 当时生活中很多事都不如意。不仅仅是贪食。我觉得——我似乎是另一个人……而我想成为我自己。我总是感到挫败,不喜欢我做的一切,但我还是做了。我一直在忍受,我怕像妈妈那样的生活。她是一个顺从的女人,一直忍受着生活的失败。我不知道我想要什么。我认为最好有人告诉我要什么。我来到人世是个错误,我没有自己的位置。
>
> 我觉得我需要受苦,需要尽可能地走到痛苦的尽头。这是我一直选择最痛苦的疗法的原因。我是从精神分析开始的。治疗师一个词也不说,只有我说。这并不痛苦,但是很艰难。我坚持了6个月,最后我觉得我都要打他了。
>
> 后来,我在孚日山遇到一个医生,他让我读了亚诺夫的《尖叫疗法》。我很喜欢,因为这是件非常痛苦的事……而效果却如此的好!我认为自我重建需要自我毁灭,需要经过完全的毁灭才能得到重生。他的治疗确实是革命性的。尽管对太脆弱的人来说,可能会很危险,但我还是认为它比精神分析更能让人们走出困境。

巴黎没有多少人从事尖叫疗法。我见了所有的治疗师，最后选了一个让我眼前一亮的女治疗师。第一次感觉还行：我想和她一起进行治疗，她也愿意。但我只能坚持单独治疗。因为我为自己感到羞愧，我不想让其他人知道。

我想尽快改变，于是选择了最难最快的疗程，即强化疗法：三周共15天的完全闭关。所以我只好说是去"度假"。我差点没在离开工作时说"好好地看看我，因为当我回来时，你们会认不出我的"。我可以选择住自己家（在郊区），但那样不够艰难，回到习惯的环境会让我安心。所以我选择了住市区的旅店。每天有3个小时的单独治疗，其余时间可以自由安排，除了进行娱乐活动。不许阅读、看电视、见朋友……我得完全深深地进入我自己。

我只坚持了一周。甚至没坚持到周日，尽管我已经付了全部的费用。我们之间有些误解。治疗师让我做一些我不能做、也不理解的事。比如，我得完全排斥父母（当然是象征性的），暴力地对待他们，也就是骂或打他们（当然是对着抱枕）。她要我对他们发脾气，但对我来说，这是对他们的不尊重。我说："但我不能对父母这样做！"我想，我和她在这点上产生了误会。我对自己说："停，停，这不是你的玩意儿。"所以，最后一天，她想要我这样做时，我没做。

我回到旅店，无法理清自己的感受，脑子里重复着这些话："别指望我来安慰你，我知道你等的就是这个，但别指望我！"

太过分了……我完全感到被抛弃。回到旅店，我很难受，想从窗户纵身而出。这时，很奇怪，我给在孚日山遇到的医生打了个电话。他发现我完全不知所措，于是给了我一个在巴黎的地址。第二天我去了。但当晚我度过了很糟糕的一夜，不停地哭泣，因为没有人可以见，但我必须倾诉。于是我去教堂见了一位牧师，他说："如果您害怕，就离开吧。"

我这样做了。我逃走了,没和治疗师解释。我不再信任她。

几年后,我再次见到了她。因为我付了全部的钱,这让我不舒服,我甚至准备好去法院起诉她。但我一直没变好,于是有一天,我给她电话。因为我付了钱,她希望我回去……参加团体治疗!

我坚持了6个月。完整的治疗通常需要一年或更多,但我没能做到。在这样的团体里,我害怕变疯,害怕和疯子在一起。我总是害怕疯狂。重新在身体里感觉一些婴儿时经历过的事,那些不好的经历,或叫喊或哭泣或……所有你能用身体做的事,超越自己,不再自我控制,但这些事让我恐惧。

我提醒她说,有一次在我的治疗团体里,她接受了尖叫。

她停顿了一下:"……是的,但那是释放性的叫喊。在尖叫治疗里,更多的是害怕的尖叫,我总是很惊恐。我的治疗师经常说我:'就像一个动物',我已经觉得我和别人不一样了,还说我是动物!而且单独两个人时,我很难集中注意力,我太害怕另一个人了。我感到自己无能为力。

"这些周末我过得非常艰难。我很期待那些团体赶快结束,我感到没有被填满。除了一些互相拥抱、互相手牵手、传递能量的练习。这时,我感到被填满了。但躺在黑暗里的时刻,简直是地狱。"

贪食症患者的两种主要人格

对阿美丽的采访让我有机会说一说,我认为贪食症患者有两种人格。

一类是有着厚厚盔甲,戴着一个想要完美的面具(温尼科特叫作"假我")的。这时当然需要指出,让他们慢慢知道,面具下面的才是更舒服、更生机勃勃、更令人愉快的。

另一类恰恰相反,太多东西被毁掉了,以至于得重建一切。阿美丽就是这一类。她不缺少能量,但是非常迷茫,没有坐标。她更需要的是自我支持,自我养育。她自认为自己很坏,想摆脱内心深处一股恶魔般的力量,这也是她的顽念所在。

有时我们理智上坚信某事,事实上,无意识另有逻辑。在我的治疗团体里,阿美丽最终发现,她的强硬不过是对温柔的抵御,她害怕温柔。贪食症患者们(或者也是现在的女人们的特点之一)经常混淆温柔和脆弱。

我并不批评尖叫疗法的系统性。只是,每个人都是一个特殊的案例,需要一个特殊、变化的干预方式。在我的治疗团体里,我经常很直接,能把人们逼出他们的防御系统,但我会尊重有些人的防御方式,从不摇晃他们,阿美丽就是其中之一。她为此抱怨,祈求我的暴力,但不行:我暗自觉得,她特别需要的是和她的温柔达成连结,学着不再害怕它。

阿美丽说她的治疗师让她通过打靠枕来表达对父母的暴力,我想说这需要时机。今天有很多技术可以来帮助病人和自己的愤怒达成连结,有时也非常有用。但一定要在他们准备好了的时候。

我想起团体里的那个西班牙小女孩,她认为她母亲只有优点,这令人生疑。为了看清事实,我让她做了一个角色扮演:她坐在一个椅子上,想象她母亲坐在对面的椅子上,找出她母亲的缺点。她跳了起来,"不,我不能这样做!女儿不能批评母亲!"我没有坚持,换了别的练习来做。几个月后,她接受了这个角色扮演,通过找出母亲身上她不喜欢的某些方面,她看到了她不能接受的自己的某些方面。

尖叫在治疗中可能是一个决定性的时刻,可以动摇不可动摇之物。

比如我现在采访的安娜,她就不想这样做,需要我再三地要求。你们会在本书第三部分找到"安娜和暴力"。不要被她的话吓倒,不是所有人都和她一样有幻觉。她从未提过她的幻觉,除了有一天在团体治疗里,她说在尖叫后,她的幻觉消失了。我问她是否愿意为本书细谈,她欣然接受:"在我身上,这和疯狂有直接的联系。我看到一些非常暴力的画面，谋杀的画面。我感到人们转向我，挥舞着刀。我看到四溅的血……"

我问她什么时候有这样的感觉。

她："经常是在团体治疗中，当有人和我说话的时候。不一定是攻击我，只要是和我说话就会有这种感觉。有时，我感到所有人都即将站起来，上演一场真正的屠杀。在地铁里也是……"

我："是真的幻觉么？"

她："不，我想不是。更多是……好像在头脑里放电影，放恐怖电影。"

我："然后呢？您静静地坐着……"

她："对，然后我看到人们开始看我，拿出刀来，或是电锯，刺向我或刺他们的邻座……一场集体杀戮。"

我："您知道自己是在想象中吗？"

她："还算一直是知道的。但我不能阻止自己去想。我想象自己也拿着电锯冲向人们。"

我："如果您知道自己在想象，那不会真的害怕吧？"

她："不，不是真的……除了无意识的时候。比如有很长时间，我都怕自己起床杀了姐妹们。有一次夜里，我起床到厨房里拿了一把刀。我知道我在做什么，但我阻止不了自己。我心跳得厉害，非常非常害怕。我放下刀，上楼回房间把自己关起来。我甚至想让父母晚上把我锁起来，但那样他们会认为我疯了。在住校的时候也这样，所以我睡得很少。我白天喝很多咖啡，每晚睡不到三小时。这也是我厌食的时期。"

我："真的厌食症？"

她："是的，从17岁到20岁，我什么也不吃，1米65，体重35公斤。"

我："为此您接受过治疗吗？"

她："我去看了一个顺势疗法医生，没什么用。然后有个家庭医生对我妈妈说，这没什么大不了的，因为人们总是吃得过多。然后到了大学,我有过一阵贪食期,两年厌食,然后又贪食……然后就彻底完了!厌食症的时候我还能维持正常的体重。"

我:"您能再说说您的恐怖电影吗?"

她:"然后就没有幻觉了。但开始团体治疗,和大家在一起的时候,幻觉又开始了。不过,当我有意识的时候,我知道是妄想,我不害怕,不恐惧,但夜晚……我怕睡觉的时候发生幻觉。"

我:"给我们讲讲尖叫是怎么回事吧。"

她:"对,您让我尖叫,我很犹豫,因为我怕有不健康的疯狂行为……但当我真的叫的时候,我感到完全不是痛苦的叫。很疯狂,但很快乐,就好像所有黑暗的、不健康的部分都走了。这是健康的……疯狂!从此,我不再有幻觉,我睡得很好,被人跟踪的噩梦也停止了。现在,很严重的贪食一次以后,我还会做这样的梦。但以前我几乎每晚都做。"

我:"您记得当时是如何尖叫的吗?一下子就叫出来了?"

她:"不,叫之前我哭了很久。您反复试了好几次让我叫出来。我想叫,但做不到。这很好玩,当我叫出来时,一点也不暴力,太棒了。"

我:"我反复试了几次?"

她:"是的。我歇斯底里地叫得嗓子都痛了,我竭力叫,脸憋得通红!但当我正确地叫的时候,声音不是从嗓子出来的,我一点没用力,有点像在唱歌……"

于是,在发现了疯狂可以歌唱以后,安娜就不再害怕疯狂了。

家庭治疗和贪食症

从 1925 年莫雷诺的实践开始,家庭治疗已经存在很久了。20 世纪 60 年代,帕洛阿托[①]学院让它得到突飞猛进的发展。家庭治疗让患者和亲近的家庭成员一起接受治疗,观察家庭不同成员间互动如何"逼迫"患者使用症状来应对。这对吸毒者、酗酒者、厌食

---

① 帕洛阿托(Palo Alto),城市名,位于美国加州。——译者注

者、儿童等非常有效。皮埃尔·昂热和塞尔维亚·昂热①在巴黎建立了一所家庭治疗机构。

话说回来,我更希望在家庭之外接待贪食症患者。不过,我会举办让患者和家人一同参加的谈话小组,注意,不是治疗团体。贪食症患者、他们的父母、伴侣在谈话小组中真实地交流。当其他人说话时,人们能更好地理解自己的亲人。

我并不总能在谈话小组中见到来访者的亲人,但在强化团体治疗中,我总能想办法通过角色扮演,让每个人都能学习如何在与亲人的互动中得到尊重。

厌食贪食症患者通常太过于关注自己,忽视他人的世界(即使当他们说一切所作所为都只是为了他人的时候)。

预防贪食症

某些理论家认为预防应该在青少年期进行。我认为,最理想的预防是让年轻的妈妈们一旦有了宝宝就成为成人,培养她们和宝宝说话、抱着他、倾听他的能力,如果宝宝超级敏感的话,更要加倍地关注他。

---

① 皮埃尔·昂热(P. Augel)和塞尔维亚·昂热(S. Angel),心理医生,在巴黎创办了家庭治疗协会(Institut de Therapie familial)。

第三部分　我的治疗方法和目的：为了没有症状、没有痛苦的生活，建立真实的身份认同

第十一章　我最初的临床心理治疗工作

二十多年前，当我开始与贪食症患者一同工作时，我还从未带领过团体。但我很清楚我要做什么：创造一个具有一切有利条件的地方。我知道这些条件是什么，我花了好多年在不同的疗法里找到了它们。为了让疗法更快速有效，我想把它们汇聚在一起。

具体来说，每个团体成员都需要扔掉面具，发现"他所不是的那些"。我不说"他是的那些"，因为我们一直都在……成为"那些"：直到生命的最后一天，我们不存在了，这个过程才完成了。

我记得与罗伯特・枫丹①就这一话题进行的交流，这对我的工作有决定性的影响。因为他，我更加专注于交流的过程而非内容。因为他，我明白了一个人打呵欠时，并不是觉得无聊，而是在放松。因为他，我学到了在治疗中，精神混乱比寻找意义更重要。

我采访他时，问他的第一个问题是："你是谁，罗伯特？"这个 67 岁的男人毫不犹豫地回答："我在路上。"

---

① 罗伯特・枫丹（R. Fontaine），委内瑞拉法裔儿童精神科医生，对人本主义心理治疗、米尔顿・艾瑞克森的催眠非常感兴趣。

晚上的治疗团体

最初,远在媒体对贪食症感兴趣之前(当时人们只知道肥胖症),我在报纸上刊登了两则广告,向贪食症患者推荐我的团体治疗。我知道,虽然作为新手我会有些笨拙,但我能提供最恰当的倾听。当时的治疗师们不了解食瘾者的特点。我和另一位同行分享一个舒服、有足够空间和植物的地方。我准备好了。

很快,我就接到电话和预约。但是大多数人都很犹豫:"我永远也不会在其他人面前说话!"

我没有让步,我知道他们可以。无论如何,单独治疗不会让他们有多大的进步。人们通常以为单独拥有一个治疗师能走得更远,我却认为,对于有身份认同和人际关系问题的人来说并不是这样。美国人很早就懂得了这一点,即使是有钱人也参加团体治疗。很快,通过自己的反应,人们看到全景图下浮现的原始恐惧和其他情绪,也会意识到自己的交流困难,并学习解决之道。

所以一开始的时候,有些人因为害怕没有注册,另外一些人则接受尝试,包括一位男性。

我只进行团体治疗,除了一次例外——为了简。简28岁,是个迷人的年轻女人,已婚,有两个孩子。她很绝望,因为她晚上不能来:她的丈夫不知情,她不想让他知道。我感到她非常恐惧,有很深的羞耻感。但她发出的请求如此沉重,我不能丢下她不管。我建议她先单独治疗一个月,让她有时间找到力量对丈夫说:她需要专业的帮助。一个月后,简给了我一张参加团体治疗的支票。她还是什么都没对丈夫说,但这次她感到,无论如何,她不会有什么损失:她得走出来!

周四晚上,从7点到11点,我根据不同的周次接待5到8个人。这样持续了一年,但我的设置还不完善。这时,我还没开始签"合同",而当进步需要等待时,贪食症患者容易很快泄气。或正相反,一旦贪食次数减少,他们就不来了。此外,我意识到,每周一个晚上不足以让他们摘掉面具①。

今天,当我带领一个持续两天的周末团体时,我发现两个衔接的时间段有多么必要。

话说回来,这一年的实验还是有成效的:暑假后再打电话给我的人状态更好了,而这是一般传统治疗做不到的。

我作为临床心理学家的第一个周末团体

在美国,"工作坊"②是指连续几小时、有时连续几天的团体治疗。一年后,我开始了第一个周末强化团体治疗,所有参加的人都对此印象深刻。

不同年龄,不同身份的 15 个女人(这次没有男人),怀着强烈的期望,和同样强烈的攻击性聚到了一起。在我现在的治疗团体里,老成员的进步让新成员欢欣鼓舞。当时,我负有双重的任务:我得在治疗的同时让他们相信我,这两者很难达成一致。另外我当时的设置还有一些问题。我给他们的"合同"太短了:他们只需为下一次周末预付费用。通常,他们很没耐心,每次焦虑爆发时,就质疑治疗的好处。我每次都对他们说需要等待。一次治疗的益处不是用暂时的好受或难受来衡量的,这是个长期的过程,只能从整体来评估。有几个参加者拒绝等待,其他坚持下来的人则获得了惊人的效果。

我还记得第一个"起飞"的组员。改变并不在于体重:她几乎是最胖的参加者,她多余的体重依然如故。但她突然感到生活轻松了。

她是不爱表现的莫妮卡,把复杂心思都隐藏在巨大的友善背后。连续几个月,她都是团体里"好心的胖子":一如既往地逆来顺受。但随着团体治疗的进行,她改变了,发展了新的人格。从前,她不说话,因为她总是感到说出的话不是她自己的。现在好了,不

---

① 2013 年 3 月,作者注:如今,我晚上的团体治疗总是每月一次,每次都是两个连着的晚上。
② "工作坊"(workshop)。——译者注

需要思考，词语就主动冒了出来。她的活力和幽默让我们惊讶。

我还记得一个让大家爆笑的小故事，正好能展现她的新个性。

她是秘书，几年来都尽量避开一个同事。这个同事是个帅小伙，很自信，不放过任何一次取笑她的机会。但是几个月来，事情发生了变化。一天，他讽刺她巨大的胸部时，她带着迷人的微笑针锋相对地回答他："谢谢。你想来一点么？"第一次，是他脸红了。

我的第一个"工作坊"

周六早上 10 点半。春天的太阳照亮了巴黎拉丁区的圣佩尔街①。穿过门厅和布满鲜花的院子，走下一段楼梯，就来到了一个有拱顶的大地窖，庄重而又温柔怡人。在这个封闭、受保护的空间里，每个人都能够建造自己的宇宙：在团体里找到自己的位置，就是一步步地在生活中找到自己的位置。

团体参加者来自巴黎、外省或国外，有的已经在旅店住了一宿，有的刚经历了长途跋涉。为了在拉丁区度过一个封闭周末，所有人都来了。16 个女人和 2 个男人，分别是两位不在场的女成员的丈夫和父亲。他们不是来看热闹的，他们来理解亲人的困扰，他们也得投入团体活动。通常，不明真相的亲人意味着潜在的附加冲突。但他们一旦更好地了解了贪食症患者存在的问题和治疗意义时，就会成为十分珍贵的帮手。

为了学习和其他人在一起的同时也和自己在一起，所有参加者都暂时中断了习惯的日常生活。经验告诉我，当人们面对他人时能更好地发现自己的边界。如同在精神分析中，人们"转移"，不断地"投射"自己的欲望、害怕……但在团体里，这会马上被看到。而且，首先通过情绪而不是思考被看到。用整个周末来治疗的好处在于：人们有足够的时间完全地体验，反应，用放大镜诊断冲突的性质，并练习解决冲突（通过向当事人表达、角色扮演等等）。

让我们回到这次团体治疗。

---

① 我当时在那里工作，现在已经搬到另一个地方。

老成员向我微笑示意，互相认识的人愉快地交谈着，新来的人有些迷茫，不说话，打量着我。

为了能看到所有人，我们围成圈坐着。人们安静下来，期待、好奇又害怕。没有规则，也没有放松气氛的练习，我们就我们拥有的东西工作。我知道到无意识通常在松弛的状态下更容易出来，所以我用一个比喻开始："在每个团体里，从周六早上到周日晚上，有些像我们都在一艘船上。"

一个黑头发、蜷缩在椅子上的少女反驳道："更像在一艘古战船上①！"

我笑了，接着说："您说得有道理，有时确实需要划船②。这里，我们既是船员又是乘客，完全和外界隔离。从现在开始到周日晚上发生的事，会一点点成为我们的历史。我们不知道会如何发生，但是我们可以肯定的一点是，周末结束我们都将回到家里。"

我继续说："这里用不着行李。你们可以把它们留在码头上。如果你们有一件行李真的很重，而自己又不能或不想丢掉它，那和我们说一说，让我们至少暂时把它放到一边。"

没人发言，突然，一个新成员说："你们看起来都很好，我很难相信你们和我一样。我再也受不了贪食症了……"

我打断她说："我们这里不谈论食物。看看您周围，告诉我您的印象。"

如果我让她讲贪食症状，她可能会讲个没完。但问她此时此地、面对他人的感受，她沉默了。

以情感为向导

我选择了被美国人称作"马拉松"的疗法。通常是每月一次的强化治疗（一个周末，或两个连续的晚上，或对于只能来一天的人们，同一天内连续四个小时——这样住在外省的人就不用付旅店

---

① 古战船（Galère），也指苦役。这句话也可译作"更像在同一个苦差事里"。——译者注
② 划船（ramer），也指费很大劲。——译者注

费)。在这样的强化治疗中,人们花很多时间在一起,并且无法贪食。所以不管多么谨慎,人们都不能避免情绪反应。或早或晚,会出现一只抖动的脚、一个僵硬的微笑、紧缩或耸立的肩膀、流下的眼泪……所有这些非语言的信号都是行动的语言(就像贪食一样),都需要被翻译成话语。对害怕情感的团体参加者来说,这样做很难。他们要么用瘾症,要么用理性思考来逃避。

他们可以有能力管理一个银行,却不能简单地表达情感上的"想要"或"不想要"。

在团体治疗时,他们无法用贪食来"麻醉"自己,只能学习感受、表达感受、直面害怕、管理怒气(当他们生气的时候),还有不通过思考而直接用语言表达情绪。

情绪发生的时刻是无法假装的真实时刻,但厌食贪食症患者无法直接触及自己的情绪。他们有时躲藏在一段说辞后面,有时自我封闭,为了掩盖悲伤而生气,或反过来。但实际上这样做的时候,他们已经和内心深处失去了连结。当一个人许多年都和自己的情绪隔离(有时甚至一直如此)时,作为心理医生,我的百宝箱里有几种不同的工具能让情绪重新被触碰到。

"小坐凳"技术[①],即组员面对其他成员坐下,说出他内心的话,并倾听他人的反应。

"角色扮演",让当事人再现人际关系的困难经历。

在集体或单独催眠中学习艾瑞克森式自我催眠技术,练习"全然在场"。

总的来说,团体治疗的核心在于人际关系中的真诚直面。因为这让人们不再逃避自己和他人,完全地进入真实的生活,一种没有痛苦的真实生活。

对于很害怕、无法发言、同时又不顾一切想走出困境的组员,我还有一种很适合他们的干预方法。例如:我请他们在团体中随

[①] "小坐凳"技术(la sellette),格式塔之父弗烈兹·皮尔斯命名的治疗技术。

便选三个人,然后分别告诉这三人他们脑里闪过的念头。不思考。不理智化。

这个练习对于不敢在他人面前肯定自我的人来说很困难。

塞尔维娅的练习

五十来岁的塞尔维娅自我防卫地说:"我可不行,我不知道说什么。"

我坚持要她试一试:"您不需要知道,我只是请您说出当您面对这三个人的时候,脑子里闪过的东西。即使是您觉得愚蠢的话语……特别是您觉得愚蠢的话语!您越不理智化,离无意识就越近。"

我让她来到她选择的第一个人跟前。她照做了,嘴里冒出:"你为什么一直在微笑?"

我说:"您可以不使用问题,直接说出您想说的话吗?"

她回答:"但是……我怕她会不高兴。"

贪食症患者总是因为害怕伤害他人或被抛弃,而不敢说出他们的感受。从童年开始,他们就很关注他人的欲望,因为他们不顾一切地想取悦他人,特别是他们爱的人,好像这对他们来说,是一个生死攸关的问题。

塞尔维娅竭尽全力地说:"你不该一直微笑,这不自然。"

我再次建议她:"如果您不给建议,只是告诉她您的印象呢?如果您用'我'?"

这时,她说:"我发现你的微笑不自然。"

我总是强调使用更直接、更贴近内在事实的语言。他们很容易躲在一些固定表达方式后面,比如"我试着……""我的印象是……",或者一些固定的消极思想,比如"我做不到"、"我很难……",就好像需要找一些借口来对自己的感受或想做的事情不负责任,就好像做自己是危险的事情。

我坚持让塞尔维娅走得更远。她很勇敢地继续着,对她面前的年轻女孩说出了她真实的感受:"你的微笑是顺从的微笑,这让我不想靠近你。"

通过她自己的语言,我让她回到她自己,我说:"塞尔维娅,您说这位年轻女子的微笑是顺从的,您为何不喜欢她'顺从'的微笑?"

她犹豫着,寻找着要说的话,眼泪流了下来。"我的母亲……她在我父亲跟前总是卑躬屈膝,我父亲说话声音最大,权力最大……我特别不想像她那样。像她一样的人都会让我感到心烦。"

我说:"您害怕像她吗?"

她回答道:"是的,我努力做到不像她。"

我问她:"但是在您内心深处,您是否感到自己也可能有这样的一面呢?"

塞尔维娅完全否认。才不呢,她在家里决定一切,工作上有职权,人们总是询问她的意见,总之,她没有一丁点的顺从。

我对她说:"但您为什么哭了呢?"这时我觉得她试着逃避她自己和母亲相似的一部分。

作为心理医生,为了帮她建立完整的身份认同,我知道她首先需要承认并接受和母亲相似的那一部分。不管怎样,她不只是她母亲,她有她自己独有的、值得骄傲的地方。她刚刚也列举了这些特点(她在家里决定一切……)。

所以,我邀请她做一个对她来说很难,但很必要的练习。这个练习是在房间里走一圈,看着每个人的眼睛说:"我和我母亲一样顺从。"

这句话确实有些夸张,我实际上是邀请她和她逃避的部分相遇。

她明白了练习的目的,最终勇敢地照做了。开始,她只能勉强说出口,太难了!然后,她哽咽了。慢慢地,她平静下来,姿势也变了,肩膀放松了,音调也变了。这时,她重复这句话明显不再感到痛苦。

于是,我邀请她说另外一句话,在象征层面让她找回完整的身份认同。"您现在再轮一圈,说'我有母亲的一些特点,但我不是我母亲。我是我。我也有很多让自己骄傲的地方'。"

厌食贪食症患者经常试着逃避自己的一部分,待在为了自我防御而建立起来的假身份认同里面,也就是温尼科特说的"假我"。真实情绪爆发的时候是一个关键时刻,一个真实时刻。

至于我,我不阐释,不理智化。我满足于倾听隐藏的东西,陪着当事人找到让他感到和谐、绽放、完整的方法。不论使用什么练习(有时我还会创新),对我来说,最重要的是帮助来访者找到身份拼图的所有图片。

至于塞尔维娅,当她再次坐下的时候,她的神情放松了,眼睛里闪烁着新的光彩。

我问塞尔维娅认为顺从的那个年轻女子有什么感受。她回答说:"我不认为我顺从的一面有这么明显。"

我让她来到塞尔维娅跟前,告诉她她感到受伤。

塞尔维娅回答说,她真的很抱歉,但实际上并不是针对她的。

我问塞尔维娅现在对这个年轻女子感觉怎么样。

塞尔维娅对她说:"现在我不再抗拒你了,我可以靠近你,甚至我很欣赏你来告诉我你的感受。"

我非常欣赏团体治疗的一点还在于,一个人做的练习也可以让其他人受益良多。

第十二章 内在的愤怒

在一个团体里,有些像在冲洗照片的显影池里,每个人的形象随其反应一点一点地清晰,人们会发现一些以前不了解的自我的部分。

我的一个朋友是儿童精神科医生①,他在第一届法国艾瑞克森催眠会议上幽默地说:"无意识是个爱说话的家伙,一直说个不停……需要作出巨大的努力才能听不见它在说什么!"②

他教会我倾听非语言信息和呼吸节奏(通过一些微小的迹象),让我看到和听到超越语言的心理过程,它们往往比直接说出的心理过程还要清楚。

当然,除去非语言的微小迹象,也有语言的反应。因为每个成员都力求真实一致,这些语言和非语言的反应让大家学到很多关于他人的东西,也间接地更了解自己。

有一部电影③的对话中这样定义爱情:"一点火花,很多的耐心,再加上时间的光泽。"

心理治疗也一样,需要:

* 一些火花,为了每次都能发现一些新的自我部分(情绪反应)

* 耐心,为了让每个自我部分慢慢构成自我身份认同的基础

* 时间的光泽,对获得稳固的充实感来说非常必要

相对说来,团体参加者的进步是很快的。最初消失的是对食

---

① 即罗伯特·枫丹,委内瑞拉儿童精神病学教授。
② 2013年3月,作者注:通常,人们更倾向于听自己的想法,而不是内心深处的感受。
③ 伯特兰·布里尔(B. Blier)的电影《爱的过火》(*Trop belle pour toi*)。

物的强迫念头,但这并不意味着人格已经足够健全,能够感受到完整的自我。

我认为,厌食贪食症患者治疗结束的标志是与自己的和解,以及同他人建立稳定亲密关系的能力。即使还有些贪食发作,如果他终于感到完整地存在,对我来说,他已处于治疗末期。相反,如果不再贪食,但依然感到不完整,那他在治疗上还有一段路要走。

安娜在治疗后期已经没有贪食症了,但她依然易怒

我在这里谈谈安娜的例子。

她在两年内做了大约20次团体治疗,不再贪食了,但她依然感觉不太好。她的自我重建还缺少最后一笔。

治疗开始的时候,她没有工作。然后她接受了在父母的小公司里当售货员,对于她比较边缘化、有创意的性格来说,这并不是理想的工作,但她需要维持经济收入。我认识一些人,他们不敢说出自己的职业,因为害怕有损形象。安娜和他们不同。当人们问她做什么工作时,她微笑地说:"我在卖狗粮。"

不过,在我写下这些的时候,她已经决定到戏剧学校进修三年,目标是成为灯光师。

她不再贪食,也不再有过去的症状,比如触摸恐惧或噩梦般的幻视。团体治疗让她的生活改变了很多。两年中,她找回了不少自我碎片,感到不再那么四分五裂了。

她的外表也变了:发型、穿戴、举止都不再古怪。

以前,所有人都令她恐惧,但她的外表却非常引人注目。实际上,在吸引他人、特别是外表上做很多投资的人,常常是对自己最没有信心的人。

所以,安娜的风格完全是"我想被看到"!她的黑发挑染成红色,用定型发胶竖立在脸周围,再加上苍白迷茫的神情,她看起来就像是从鸟巢里掉出来的雏鸟,或一个刚把手指放到了电源插座里的漫画人物。她的衣服和发型一样,常常是宽大的黑色长裙,可

能是为了隐藏她的体形,即使她并不十分肥胖。首饰不可思议的夸张,紧身长裤或通常也是褐色的半截长裙上总有一抹彩色。

即使装扮有些极端,安娜还是很有魅力:她的外表获得的全是正面欣赏,没有人为她古怪的装扮感到惊讶。或许是因为这装扮很适合她——她在装扮和生活中一样迷失。

她的举止和装扮一样奇特:她总是扮演小丑,很容易发笑,就像生活是一场笑话。当时,她坚信至少得靠笑和搞笑来获得关注。我不记得在最初的团体治疗中,她是否感动或哭过。

通过两年的团体"镜像"效应,安娜变了很多。她的头发不再直立在头上,不再笑个不停,不再感到需要搞笑,开始允许自己痛苦和悲伤。她的服装也不再怪异,但总有属于她自己的风格。她不再像从鸟巢里掉出来的雏鸟,我想也不会再有人把她比作一个刚把手指放到了电源插座里的漫画人物。

团体治疗开始了。每个人谈着自己的进程。这天,安娜只是说她不再贪食了,但突然,她感到空虚。"我不知道放点什么在贪食的空位上。"

我回答她说,这个过程很正常。当贪食症放开你们的时候(不是你们放开了贪食症,而是它放开了你们),在一段时间内,你们会感到巨大的空缺,有时会伴随焦虑、抑郁、害怕。

安娜说:"现在,我不知道拿我的害怕怎么办。"

我安慰她说,她的害怕是暂时的。空缺不可避免要带来害怕。我们唯一能做的明智之举,就是接受害怕,让它存在,并学会管理它[①]。

贪食症(就像毒瘾、酒瘾等所有"付诸行动"病理学),从根本上说是一种对害怕的管理,让人变得平静。

但是,当症状(对我们来说,也就是食瘾症)突然离去时,我们会感到手足无措。然后,慢慢地,耐心地,我们最终会找到其他更

[①] 2013 年 3 月,作者注:比如运用冥想技术或瑜伽等等。

简单、更可靠、更体面的"行为"……

在团体治疗里,我喜欢尽可能简单地解释心理过程,它们如何发生,为何发生,让曾经看起来不理性的东西变得有意义。

团体就这样进行着,周六晚上我们分开,第二天早上继续。我们做很多事,其中有直面练习、角色扮演等等。

突然,周日午饭后,安娜再次发言:"从中午开始,我不知道我怎么了……如果说出来,我会哭的……"

我先没说话,让她自己选择想哭着说,还是不想哭而沉默。我感到她想说,于是稍微帮了她一下:"是什么让您想哭?"

她酝酿了一会儿,说:"我感到自己很灰暗。"然后,她忍不住了,泪水流了出来。

我问她在团体里相对于谁感到灰暗。她说:"所有人!"

她因羞愧而蜷缩,胳膊和腿都缩起来,我不觉得她在寻找安慰。我个人一点也不觉得她灰暗,我差不多确信如果我问其他人的话,他们的感觉会和我一样。但是,我们的意见很可能一点也改变不了她对自己的看法。通常,在一个词后面,隐藏着整个世界观,我决定去发现她所说的"灰暗"是什么,以及她如何感到"灰暗"。

我没问这个问题。直接问的话,她会用她的意识理智地回答我,我们不会有多少进步。我觉得动作能表达更多的东西:我要求她在现场选三个她觉得最不"灰暗"的人。

她看着我说:"您。"然后环顾一番,选了两个被她们自己定义为"大嘴巴"的人。

"您发现了吗?您刚选了三个会用暴力来让自己被听见的人。"

她吃惊地看着我。不,她从未意识到这点。但是,如此明确的选择让她发现她对"灰暗"的观念指向没有被表达的暴力。

角色扮演技术

我建议她选择两个在座的人:一个扮演温柔的安娜,另一个扮演暴力的安娜。如果说直到现在她还不会表达暴力,那么看着另一个人表达她的暴力,她就会明白。

安娜继续哭着。通常我鼓励眼泪,让想哭的人哭,然后再建议他找到词语来表达情绪。但是安娜哭得停不住,就像她掉进了自己的陷阱:相比于在团体练习中直面现实,沉入到羞愧和负罪感中更简单。

最终,她选了一个即将做妈妈的、表面温柔谨慎的人扮演温柔的安娜,一个叛逆的年轻女人扮演暴力安娜。扮演暴力安娜的女子用她的"大嘴巴"不停地抱怨,却从未说出过她真正的感受。

对厌食贪食症患者我有时非常专制。面对害怕带来的暴力,她们束手无策,我必须比害怕更加坚定有力。

回到角色扮演上。温柔的安娜和暴力的安娜来到团体中间。暴力的安娜先开始:

暴力安娜:"当我做爱时,我需要强烈的撞击。"

温柔安娜:"我呢,我喜欢顺其自然。"

暴力安娜:"我喜欢强烈的东西。"

温柔安娜:"我喜欢温柔的时候。"

暴力安娜:"我喜欢爱里面的暴力。"

温柔安娜:"我也是!"

温柔的安娜意识到她和另一个安娜并没有那么不同。

真正的安娜听得很认真。我从她脸上的表情看出她很专注,生怕漏掉一字一句。温柔的安娜可以温柔,因为她也给自己暴力的权利。暴力的安娜只能使用暴力因为她不知道如何做到温柔安娜说的"顺其自然"。于是,因为她不懂温柔,为了有感觉,她需要强烈的撞击。

我不知道安娜从这场景中学到了什么。通过选择三个"不灰暗"的人,安娜显示出她喜欢"大嘴巴"的人,她因为不是"大嘴巴"而感到"灰暗"。而我作为"心理医生",从她的选择、她没说出来的话、她的行为、她的欲望中解读出她也有张"大嘴巴"。

她和我都知道,暴力在她内心深处压抑地存在着。

我建议她通过走"一圈"来表达她的暴力,对团体中每个人都说一句:"如果你让我难受,我可以踩扁你。"这样的话不能在生活中说,但在团体治疗中却有象征意义。

她开始做这个练习,声音和目光几乎马上就变得坚定……但歪曲的姿势让她不是那么可信。我请她站直:同样的话,驼着背、脑袋缩在肩膀里、眼睛低垂地说,和站直了、眼睛对着眼睛说不是一回事。

然后,为了让她把她的温柔和暴力,目前矛盾的二者整合起来,我让她走了第二圈,说第二句象征性的话语:"……但当我感觉好的时候,我也可以对你很温柔。"

她在中途停下来说:"瞧,很奇怪,说着'moments'(时候),我想到'maman'(妈妈),因为我小时候叫'maman'(妈妈)'moman'①。"

我问她如何看她妈妈。她回答说:"她很温柔,甚至卑躬屈膝,但当我小的时候,我觉得她很暴力。"

安娜为了和妈妈不一样,压抑了她的暴力。她需要意识到,像妈妈那样暴力,并不是变成妈妈。

为了人们的改变,有时只需要"整合"缺失的环节。一个动作,一个词语,或更好,一个重复二十遍的、和深刻情感相关的句子。这些都能够揭示出一些真相,都会为缺失环节的整合做出贡献。如此,安娜触及到了自己所有的部分,甚至被压抑的部分。

治疗的最终目的符合阴阳平衡理论:冷和热,白天和黑夜,潮起潮落,温柔的安娜和暴力的安娜……所有这些都存在并要求存在。

根本上说,内容并不重要,重要的是容器。我看到厌食贪食症患者们就像一些爆炸的容器,通过人为制造一些内容,努力找到一种和谐。例如,我经常听到"我很清楚什么不对了,我很好地分析

---

① "moman"是安娜自己发明的词,和"moments"(时候)发音完全一样,和"maman"(妈妈)的发音相似。——译者注

了我的问题"……但在团体治疗中他们会发现,真正的问题在别处。

安娜"意识上"坚信她是"灰暗"的。然而,通过选择三个"不灰暗"的暴力的人,她发现"灰暗"是因为她压抑了暴力。然而,暴力并不一定是负面的:它带来一种正面的能量,如果运用恰当,也可以变成一种力量。

因此,在团体治疗中,给她机会表达暴力,就是让她用一种存在主义的方法,而非分析的方法,去和她自己掩藏起来的一切连结,去探索,去超越。

与自己和解

一段时间后,安娜在给我的信中写道:

> 凯瑟琳,那天我经历了一场冒险。看着温柔安娜和暴力安娜之间的交流,通过我对三个"大嘴巴"女人的选择,我真的有一种得到启示的感觉。首先,选择的明显性让我感到震惊:三个用和我不一样的方式表达暴力的女人,和她们相比,我感到灰暗。
>
> 然后我感到自己身上某些东西回归其位,可以说从某种层面上"解开"了一些曾经令人非常"头痛"的自相矛盾的力量。为了组合两个或几个元件,需要找到一个关键,一种逻辑。当你找到时,你会有一种恍然大悟的感觉。
>
> 我周日晚上离开团体时就想到这个词:安详。这样的状态一直陪伴了我在火车上的整个回程,并延续到了第二天。这天晚上,在镜子前,我发现自己皮肤光滑,平生第一次觉得自己美丽……
>
> 我有什么变化?很难总结。我想您将会对我说,"耐心"。学习的过程是漫长的,经常是痛苦的,但结果的滋味太好了。

借助角色扮演、直面和各种练习,团体治疗参加者们被带到他们试图逃离的现实。实际上,他们倾向于活在过去,团体治疗在"当下"工作,随着情感的流动,就像精神分析一样,针对投射*(人们对他人的想象)工作。

我现在想更详细地谈谈我学习到的艾瑞克森催眠。总的说来,它让我更能洞察交际的过程,以及这些过程中的节奏和身体信号。

第十三章　超越了传统催眠的艾瑞克森式催眠

我找到了一个有效、不那么正统的治疗贪食症的方法,就这样工作了大约8年。但我还差些关键要素,它们将由罗伯特·枫丹带给我。他是医生,儿科医生,精神科医生,委内瑞拉精神卫生联盟主席,他接受过各种不同的心理治疗培训,其中包括艾瑞克森催眠。

一切都开始于沙慕尼[①]的一次会议,更准确地说,是一个关于艾瑞克森催眠的工作坊,主题是催眠如何让"再养育"[②]和无意识的再决定变得更容易。我虽然半信半疑,但还是去了。我最初接受的训练是精神分析,对催眠有些先入为主的看法。弗洛伊德曾经采用过这个技术,但在创立精神分析后却放弃了。不过,这个催眠并不是真正的催眠,因为课程介绍上白纸黑字地写着"无需催眠的催眠",所以我去了。

我没马上明白是怎么一回事,因为我的理智没派上用场。一开始,我在罗伯特身上看到的,是放松和轻逸。我花了些时间才弄懂眼前发生的事和"再养育"过程间的关系。人们能够被"再养育"到什么程度?即使我身上还有些不曾被触及的漩涡区,很奇怪的,就在我进入工作坊几分钟后,我马上预感到这个白头发的小个子男人会给我办法。

平生第一次,我成了靶子:无意义的意义

因为并不是真正很有动力,我迟到了一刻钟。大约五十来个

[①] Chamonix,地名,法国阿尔卑斯山一个著名滑雪胜地。——译者注
[②] 交互作用分析中的术语,指"让作为成人的个体找到所缺少的结构基础"。

参加者坐在椅子上围成一圈。我一个人也不认识，为自己的迟到感到非常尴尬。我正要转身，中间的小个子男人注意到了我。

他用愉悦的声音说："您来得正好。因为您迟到了，我就从您开始。找个位子坐下吧。"

我感到越来越尴尬，找来一把椅子，圈子里的人们挪动座位，给我腾出一个地方。我坐下来，成了所有目光的靶子。

小个子男人蹲在我面前，让我放开交叉的腿，把手放在我的腿上，用一种完全开放、友善、信任的眼光看着我，真正地看着。他说："您愿意介绍一下自己，说说您从事的职业和您来工作坊的目的吗？"

需要说出我是谁，这让我有些不安。通常，"精神分析师"这个词在人本主义治疗师听来多半不是什么好东西。（今天我更倾向于不贴标签，我只是说我是心理治疗师。）我表明自己对再养育过程感兴趣。

当我这样说的时候，我对自己的声音感到吃惊，那是一个很自信的声音。我马上毫不犹豫地断定，这人懂得建立连结：他不认识我，我也不认识他，但马上，他就和我建立了一种优先连结，让我不想逃跑。以前每当关系过于亲密时，我就倾向于逃跑。显然，在他的手触碰我的同时，他直接"触碰"到了我的情感。他改变了我对治疗关系的概念：以前我只知道心理治疗师可以通过说话"触动"人们，这时我发现通过真正的触碰也能"触动"。我觉得这个男人比我更会讲心的语言。

如果需要的话，我甚至愿意去委内瑞拉参加他的团体治疗。但我不会说西班牙语！很幸运的是，他在安的列斯群岛也有治疗团体，于是我去了。简直令人震惊！看到他如此自如同时又如此恰当地工作，真是很享受的事。他运用治疗工具的精湛技艺让我折服。由于他接受过很多训练：交互作用分析，生物能量，艾瑞克森催眠……他运用语言的艺术可以深深地"触动"人们。在表面的混乱之下，我很快发现了他使用的工具，并且很欣赏他使用的方式。

我学到了很多东西，也有了一些新体验，囚禁我的最后几个锁链断开了。这个从不自我标榜的男人像飓风一样穿过我的宇宙，瞬间扫去所有残余，只留下精华。自从遇到他以后，我的治疗更有效了。我保持直面交锋的态度，但更加从容轻逸。

用艾瑞克森式催眠对付玛丽·弗朗西斯的噩梦

罗伯特对我的影响立竿见影，但我花了两年才真正用上了懂得的东西。况且罗伯特从不给予解释。每次我问他一个问题："罗伯特，为什么……"他总回答我说："没有为什么，只有如何。"罗伯特并不解释。我认为他想说的是，获得关于一个人的一致性的信息(有时可以从非语言层面看出来：深呼吸，放松、微笑或紧绷的脸)比理智上的解释以及通常意义上的对或错更重要。但因为当时的我需要"为什么"，我参加了让·果丹博士的艾瑞克森催眠培训，他是巴黎米尔顿·艾瑞克森学院的院长。

艾瑞克森催眠的创立者米尔顿·艾瑞克森[①]通过对话进行催眠，也就是说患者不用进入深层催眠状态，他们可以继续说话和回答。艾瑞克森催眠教会了我用不同的方式倾听：更加灵活，更关注人们的节奏和非语言的微小迹象，更深入地同感，更加耐心。

玛丽·弗朗西斯的噩梦

在我带领的一次团体治疗中，一个团体参加者正在走"一圈"，也就是说她得走到每个人跟前说些话，具体是什么话我已经记不清楚了。

当她来到玛丽·弗朗西斯跟前时，玛丽的腿蜷缩着，低着头，额头贴着膝盖。

我问她："玛丽·弗朗西斯，您怎么了？"

她说："因为我的噩梦……我很难受。"

我请她暂时忘记噩梦，建议她过一会儿再说。她对我说她不能，因为她太焦虑了。两个月来，每天大约凌晨 3 点，她都尖叫着

---

① 米尔顿·艾瑞克森(M. Erickson)，他从经典催眠入手，另创新路，不仅找到一种近乎无坚不摧的治疗技术，而且他发现的人际交流规则在心理治疗和企业管理中沿用至今。

醒来,浑身冒冷汗,完全无法记起梦见了什么,也无法再入睡。失眠把她拉向抑郁。

因为她大老远地赶来参加治疗,我决定在团体中为她做一次艾瑞克森催眠治疗。

她过来坐到我旁边的椅子上。这是一个极度紧绷的女孩,胆小紧张到了这样的地步:当她不看地面时,她会斜着看我。所以要让她放松并非易事。比起传统催眠,艾瑞克森式催眠更重视关系的好坏、治疗师的灵活适应性以及对非言语微小迹象的理解。

我对玛丽·弗朗西斯说:"找到最适合您的姿势。"①

她在椅子上动了动,但看起来还是十分紧张。我找了个软垫来给她放脚,问她是不是感觉好些。她说是,看得出来她被这个小关心感动了。在其他情况下,她会给我讲所有让她担心的事。但这次,因为她不记得噩梦的内容,我就只是让她放松。我给她说她不需要失去意识,甚至相反,她可以非常注意她周围的一切,街上的噪音,在房间里的人,她坐在椅子上的方式,身体的感觉,等等。艾瑞克森神奇的发现之一即明白了要顺着主体的感觉走。玛丽·弗朗西斯有些多疑,所以我一边鼓励她好好地注意所有的细节,一边说得越来越慢。不一会儿工夫,我发现她的呼吸深沉而均匀。

每个艾瑞克森式催眠师都有自己的方法。米尔顿·艾瑞克森喜欢用比喻,俄尼斯特·罗西②则只是在治疗中插入温暖而鼓舞人心的"很好(very well)"。一般说来,我会让人们想象自己在电影院里,让事物在屏幕上自由浮现。我告诉玛丽·弗朗西斯她可以"想象"任何东西,一个细节,一个生活的场景,等等。突然,我看到她动了起来,泪流满面,呼吸加快,头剧烈地摇晃着,像在说"不"。我不知道发生了什么,但我鼓励她和这个图像待在一起,并安慰她说,她的无意识现在可以处理这个难受的场景。我提醒她,她是在

---

① 2013年3月,作者注:对饮食上瘾症患者不能用"舒服"这个词,比如说"请您舒服地坐好",因为他们总是紧张的,他们不知道什么是舒服。
② 俄尼斯特·罗西(E. Rossi),米尔顿·艾瑞克森的学生和合作者。我看他做过几次催眠治疗,他给人留出发展空间,罕有心理治疗师能这样做。他还继承了艾瑞克森的谦虚。

电影院的座椅上,有距离地看着屏幕上的场景。

我等着……因为她没有进入深度催眠状态,我问她看到了什么。她告诉我一件她完全忘记了的事:小时候父母家的楼梯……那个楼梯间:他父亲用掸子教训过她后,会把她关在那里。

我的声音重新变慢,变温柔,我再次和她谈到街上的噪音,她坐在椅子上的身体,她可以观察到的一些新感觉。我建议她回到那个场景,我重新提到楼梯,楼梯间,掸子,楼梯间的黑暗,但这次我建议她加入某些不同的东西:"你不再是小女孩了,现在你的无意识能够找到一个细节,一个微不足道的细节,让你觉得这个场景可以维持、承受……甚至让你舒服。"

我让她找到这个细节时给我示意。她微笑了一下,我知道她找到了。她说:"在楼梯间,我有一个电筒和一本书!"

无意识不会区分现实和想象,玛丽·弗朗西斯刚刚懂得,现在她有能力找到解决办法,走出困境。

第二天,她光芒四射地来到团体里,没做噩梦。从此,她一直没再做噩梦,睡得很好。

新版注[①]

如今有些治疗师会在治疗时使用冥想,我则会在治疗结束时使用催眠,让只能通过瘾症来放松的人放下思想,花时间去体会内在的感觉,非常具体地说,从内部去感觉。佛教徒和运用冥想的医生们都认为,这就是"活在当下"。然后,我让他们在这种放松的状态下交谈。这样的治疗让他们学习倾听自己,具体地说,从身体、感觉器官层面去倾听,同时也倾听他人。

对大多数相对"感觉良好"的人来说,这是他们自然原本的状态。但上瘾症患者(除了在瘾症中时)并不懂得这种"放下"。他们只能在催眠治疗中去发现。这样的催眠能够比较容易地以团体的方式进行,与针对身份认同及情感人际关系的团体治疗互为补充。

---

① 2013年3月作者重新加注。

第十四章　我们走出来了!

一天,我在治疗结束时对一位组员说:"您记得吗,以前,您不觉得自己真实地存在着,您感觉自己谁也不是,现在,您终于感到自己是一个人了。"

她回答说:"是的,以前我不觉得自己真实地存在着,甚至感到自己完全不存在!"

人们一直想知道我的治疗结果,也就是说我的治愈率。这类问题很难回答,因为我没有研究过这个问题。我所知道的是,我的团体治疗成员一般会参加大约两年(如果算上假期的话)的团体治疗,通常在治疗进行一半时就不再有针对食物的强迫念头。关于强迫念头,我有大约一年的时间来观察:通过至少一年的治疗,无需任何努力,强迫念头就会消失。

但是,对食物的强迫念头的消失以及饮食行为的改变并不代表进步已经足够。同样,治疗过程中会遇到贪食发作加倍的情况,这也不是退行的标记。真正的进步发生在这样的时候:在情绪层面,身份认同紊乱不再是自毁性的;在与亲友的人际关系层面,它也不再具有破坏性。

新成员在第一个周末团体治疗结束时决定是否继续,想要继续的组员须在周日晚上做出一年半的承诺(18个周末,以18张支票的形式预付)。某些人甚至还需要更多的团体治疗。每个人的人格构造都不一样。大多数人一年半就足够了,其他人来则需要一些补充性的团体治疗。通常,18个周末的治疗足以产生深远的变化。我有时在几年后再见到某些以前的团体参加者时,发现通过治疗所产生的进步在他们身上已不可逆转。

此外，我会把新旧成员混合在一起，新成员可以看到老成员的进步：不仅在食瘾症层面，也在与自己、亲友的关系层面。这让新成员有勇气、耐心等待……况且，他们也很快会看到自己的变化。

为了举例说明我所指的"结果"，我节选了一些见证。"走出来的"人们用几乎总是相同的一些词语描绘着我所说的变化，质的变化，而不仅仅是进食障碍方面量的变化。

柔丝玲："一切都是慢慢来的"

柔丝玲的见证在参加团体治疗的人当中很具代表性。不管是治疗之前还是之后，他们对我说的话总是非常相似。针对身份认同和人际关系问题的团体治疗，会让患者在症状、生活、情绪和人际关系层面都产生很大的变化。以下就是用录音机记录的，这个年轻女人在团体治疗前后的见证。

我还记得她第一参加次团体治疗时的样子：浓妆、穿着考究、浑身珠光宝气，完全像一个50年代小明星，但给人感觉有些刻板。两年后，柔丝玲动情地谈论着过去的痛苦。

她："我在一个隧道里，我对自己说：'不行，我不能继续这样生活了。'我用尽全力试图变好：减肥，做这做那。对食物的强迫念头一天二十四小时都在。我的生活非常狭隘。只剩下食物。食物和我的外表。我甚至不能专心听别人和我说话。说话的人突然就从我的视线里消失了，我想着自己的问题。没什么能让我真正感兴趣。我不能投入任何事情。即使是我曾经最喜欢的事，去电影院或找朋友玩……食物和外表一直纠缠着我。"

柔丝玲还谈到她在集中精力上的巨大困难：每年她都报名参加大学教师资格证考试，却无法开始复习。

她："对，这要回溯到高考那会儿。我当时在读高等师范学院预备班……完全成天都在吃。我很焦虑，时有时无地学习。19岁那会儿真的是最严重的时候。"

回忆起这段时期，她的眼里有了泪水。"我感觉被封闭在一个东西里面。我住在父母家,什么都有,我们的公寓在雷阿尔①,表面上生活很理想,而我却完全感到窒息。谁也不懂发生了什么。父母对我说:'别吃了,你会瘦的!'这让我更自责。我对自己说:'这样不行,一切都很好,我真是自寻烦恼的小资。'现在,我再次看到那时的我,看到我从房间往外看,感到无路可走。我居然通过了中学教师资格证考试,还开始教书。

"然后,我读到了关于您的强化团体治疗的文章,非常有说服力。我对自己说,参加这个治疗可能会有出路,看来我的问题超出了自己的能力范围,而且别人也有。

"我从未想过接受治疗。我自己挣扎了好多年,感觉非常了解自己,自我分析得很透彻,自认为对自己的问题有深入的洞见。我对自己说,'没有人能帮我,因为没有人可以比我更了解我自己。'所以我来见您的时候,一开始还是有些怀疑的……当人们四处碰壁了这么多年后,自然会这样。"

我问她现在感觉如何。

她:"好了很多。现在,我感到跨过了一个坎。在每天的生活中,我完全不再有和从前一样的行为了。我可以投入一些事情,我感到自己分裂的两部分和解了。

"有一天,在团体治疗中,您让我们做一个自由想象:进入一个小棚并被一件物品吸引。我选的是一把漂亮但生锈的旧钥匙。这把生锈的钥匙就是我:小时候一切顺利,因为父母和老师都对我很满意,我觉得有自己的位置,运作得不错,然后我度过了一段黑暗期。大约有十年的时间,我不再是活着的,不再存在……现在,我存在了。"

我问她:"您的贪食症呢?"

她回答说:"去年九月,我几乎不再贪食了,只是时不时有些小发作,甚至算不上发作,因为我很快就饱了,不再强迫性地吃个不

---

① 雷阿尔(Les Halles),地名,位于巴黎市中心。——译者注

停。这样一直持续到复活节①前后,也就是大学教师资格证考试笔试的时候,又和从前一样严重了。还好,我没有太焦虑,因为您预先告诉过我们:在非常焦虑的时候,贪食症状可能会再出现。我相信您说的,但同时还是有点害怕,因为从复活节到口试结束后,甚至再晚些,直到七月中旬,我吃得真的很多。之后就好了。现在完全结束了。"

我问她在贪食症之外有什么改变:"您对外表的强迫性念头呢?"

她:"啊!少多了。是的,我还是想再减几公斤,但我发现我想减的体重并不比所谓的'正常'女性多。我回到了正常比例。我更接受自己。而且,在团体治疗中,以前每次看到漂亮女孩,我就觉得自己很差劲。现在遇到美女,我无动于衷。我对自己说:'她这样美,对她来说最好不过了。我呢,我有我的品质。'"

我:"您集中注意力的困难呢?"

她:"我拿到了大学教师资格证。这一点和治疗后出现的其他进步一样无法解释。也就是说,没有努力,没有特别使用意志力,事情就水到渠成了。一切进行得很顺利。我到大学去,很愉悦地去听课,相对规律地学习,慢慢什么都完成了。随着时间渐渐流逝,我都不敢相信。我对自己说,'直到现在还很好,下周我就会泄气了,我会全盘放弃!'我像个旁观者一样等着看自己泄气,然而一切都很好。在大学里,我却看到一些泄气的人,他们说,'不,我考不过……'我呢,直到最后,我都对自己说要坚持到底,有点像长跑。慢跑的时候,我把长跑和考试联系起来。尽管我并不是一个野心勃勃、喜欢竞争的人,但我还是在自己身上找到了需要的资源。"

我问她是否记得团体治疗中一些重要的时刻,对她的转变有所帮助的时刻。

她想了想,说:"有一名叫弗朗西丝的空姐,她很难自我肯定,

---

① 法国的复活节一般在每年四月份。——译者注

很难说'不'……其实,这很重要。这不是件小事,不仅仅是会在想说'不'的时候说'不',这意味着做一个独立的个体,做自己。对我来说,这是个启示。这给我留下了深刻的烙印。然后终于有一天,我知道了我要什么,能够在所有情况下、面对任何人自如地说'好的'或'不'。我做得很自如,不再害怕伤害、冲撞别人,我接受承担后果。

"很多事情都让我进步,一下子想不起来……比如,您让我'走一圈',说出对自己的看法,而我甚至不敢承认'我曾经是一坨屎'。当我这样说着,渐渐地,我意识到这不是真的,这很可笑。我自己的一部分不这样认为。寻找到内心深处对自己的看法,并大声对其他人说出来,这个技术很有效:我是在搅我的'屎'的时候明白这些的。

"……团体治疗中还有其他让我触动很深的事。其他的角色扮演,还有别人的角色扮演……我忘记了,人不总是知道什么起了作用、什么没起作用。

"不可思议的是,我家里没人知道发生了什么。我没告诉他们我在接受治疗。但我妈妈感觉到我们的关系不一样了,我和她的关系曾经很不好。像变魔术一样,我们比从前更亲近了。我想她没有怀疑,她多半对自己说:'是时间吧。'这真的很棒,他们什么也不知道。他们只看到我更加平静,我和他们的关系正常化了,但没什么让他们吃惊。相反,这让我很惊讶。"

我:"您想用什么话来结束这次访谈?"

她:"词语不足以表达我现在有多么幸福。"

索菲娅:"我的生活在 50 岁时开始"

我录下这段访谈时,离索菲娅结束治疗已经有一年了。但我依然很清楚地记得第一次团体治疗时的她:五十来岁,没什么风度,强壮,穿着如同"老奶奶",好像不再有期待。她的面部表情很僵硬。她说:"我完全被封闭住了,像防弹保险箱一样!"

治疗后,她和以前完全不一样了。她瘦了很多,懂得恰到好处地打扮余留的丰润,发型很俏皮……当她和她女儿,一个23岁的金发女郎在街上散步时,我打赌男人们会不知道该看哪个。

她承认以前是在假装。

她说:"当我来参加您的团体治疗时,我的处境非常困难:那是我接受精神分析的第八个年头,处于不断叛逆的状态,极度困扰,看不到出路。我感觉不到任何快乐。"

我:"您那时贪食吗?"

她:"呵,算不上爆发性的贪食,我吃的数量并不超常,因为我担心身材走样,我不会吃了又吐掉。

"但在我母亲死后,也就是我35岁的时候,我开始长胖,并且节食。以前我不需要节食。我一直是个很好的吃货。爸爸曾问我:'你吃的东西都长哪儿去了?'我的身体会自我调节。我母亲从来没遇到过这样的问题,她非常瘦,吃得很少。我想她是厌食症患者,但在那个年代,人们不会谈论贪食或厌食。

"看到自己什么都吃,不顾一切,而且再也瘦不下去的时候,我恐慌了。我不再能维持自己可以接受的体重了。

"我在一本医学杂志上读到一篇关于您的文章,我对自己说,您描述的女人们的形象和我完全一模一样。除去一点,我甚至不再能维持表象了!以前我很苗条,看起来快活自在。当我给一些密友说我感觉很不好时,他们完全不能理解,而我真的很绝望。像很多人一样,我想到过自杀,无法活下去,无休止的焦虑。"

我问她从什么时候开始感到绝望。

她:"我想回答说'一直'。还是小女孩的时候,我就感到很不幸,不被接受,不被想要。"

我:"您的父母好像是移民?"

她:"对,战争前夕的意大利移民。我出生在巴黎。我父亲最近对我说,他感到自己不属于任何地方。他是被驱除出意大利的。而且,他来自一个有争端的边界地区,一会儿是意大利的,一会儿是奥地利的,现在又属于南斯拉夫。所以,他总是备受折磨:意大利人觉得他是肮脏的奥地利人,奥地利人认为他是肮脏的意大利人,最终,他感觉不到根系何方。我也是,小时候去意大利看亲戚时,我是个小巴黎人,但在法国我是个小'意大利通心粉'。而且战争结束后,意大利人多少是被瞧不起的。"

我问她:"您的母亲是什么样的人?"我喜欢问贪食症患者这个问题,因为我知道,她们看待母亲的方式影响着她们对自己和别人的看法。

她:"当我母亲认识我父亲时,他是个潇洒的海军军官,当她到法国来结婚时,才发现他是个穿着工作罩衣和木鞋的杂货店主。而她,因为疯狂地爱上了他,丢弃了在意大利的一切,因此她一直很抑郁。现在,我意识到妈妈是口头上激进的女权主义者和反抗者,但在行为上非常顺从……我最终发现自己也有点这样。"

我:"您告诉我,从前您成功地维持着表象。您当时觉得在假装吗?"

她:"不,我认为我过着不属于我的生活。"她的微笑有些尴尬,"我甚至希望能有一场战争,让我能参加突击队,有女英雄般的命运。我感到不被认可。不被父亲认可,他想要一个男孩,我出生时他摔门而走;也不被母亲认可,她根本就不想要我。更糟糕的是,作为一个意大利的好苗子,我10岁就发育了:我记得,内衣勒得我很紧,我那时胸部就很丰满了!

"只有当我开始工作了,才感到有点被认可。当我怀着孩子时,我也很好。生命力绽放,轻松、饱满。但之后,虽然有漂亮的别墅,有善良、尝试着包揽一切的丈夫,有健康的孩子们,但还是不行。事实上,当我工作,挣钱养活自己,怀孩子的时候,我有过幸福的时光,可当我停止工作,一切都烟消云散了。"

我:"您那时候的幸福和今天的自在相似吗?"

索菲娅的眼睛转向一边,她微笑了一下,过了一会儿才回答说:"好问题。不……不,不,不,非常不一样。当时,我的工作赋予我价值,我平生第一次被认可,简直不可思议!但仔细回想起来,那不是真的我,我依然生活在父母的支配下。当我和同事们去度假时,我甚至为丢下母亲而哭泣。即使结了婚,我每个周末都在父母家度过。我们经常带他们出去玩,我是他们的延伸,完全紧贴着他们,我父亲说的话都是圣旨。就像您在您的文章里说的,我成功地为自己创造了一个职业和家庭的身份,并为此骄傲。但是我无法抓住私下的我。我深层次的人格还未建立起来。"

我问了问她对团体治疗的最初印象。

她:"……我记得,在预备性谈话时,我对您说:'我不能参加团体治疗,我忍受不了他人的攻击,这会要我的命。'您的回答让我哑口无言:'反正您也没有在生活。'这是真的。实际上,团体没有这么可怕,对我来说最棒的是,这个团体的治疗师,您,和我们是一样的。我很欣赏我的精神分析师:我是在一个大学里认识她的,她是教授,有很多学生来听她讲课(她总是用最大的教室)。有点像上帝。我在笑,因为我想起一幅幽默画,画中一个心理医生站在塔顶上。但就是这样,完全是这样的。她对我来说是不可企及的。我马上喜欢上了您的平易近人,您表现出您是一个人,有您的弱点。这让人安心。我们在同样的地方,和一个可能带来解决办法的人在一起。在我最初的团体治疗中,我听得很认真,即使那时我还处于防御中。"

我问她是否记得一些特别的时刻,她回答我说:"对我来说,治疗让我感到我是有价值的……有一个角色扮演,让我和我的父亲、他的专制和我的进攻性算清了账。这完全改变了我和他的关系。我还记得其他组员的一些艰难时刻……我不知道怎么才能说清楚,但我越在治疗中进步,越能不同地看待自己,看待父亲。这时,我才真的开始生活……不再苟且偷生。慢慢地,我也完成了对母亲的哀悼,特别是对她的想法、原则和生活方式的哀悼。我在团体治疗中发现,我自己的夫妻关系重复着父母的模式,我像我母亲一样靠丈夫和孩子活着。我把他们看作我的延伸,就好像我曾是我父母的延伸那样。当我不再这样做时,我才开始了真正的生活。

"我不再像以前那样焦虑,而且也很少贪食。您看,我最终瘦下来了。以前我不能独自一人待在家里,现在我很乐意这样做,我和自己相处愉快。我和丈夫的关系也完全改变了。他以前也是靠我活着的,一开始,他很难适应。现在他好了很多。我对自己做的功课让所有人受益,包括我的孩子,甚至我的朋友们。好像我被某种东西填满了,它不再会离开我,让我能够去生活。"

玛丽艾尔:"现在我不再因害怕而瘫软"

在本书开头,我摘录了玛丽艾尔的初次面谈①。

治疗结束后,我给她看了初次面谈的录像,她很希望我再给她录一段。她的话很清楚地展现了贪食症和对生活的害怕之间的联系。

她说:"我所看到的让我有点震惊。那是我,但是只是一味焦虑的我。因为害怕,我的目光完全是迷离的,我能想象这样的我会让人非常担心。今天,我承认自己有些过度焦虑,但不再痛不欲生。这样的痛苦全都过去了。贪食症也暂时消失了。我还是很注意我吃的东西,一直不让自己吃蛋糕或糖。这有点过度,但还算在健康饮食的范畴内。相对从来说,这微乎其微。"

我:"您曾经告诉我,当您从咖啡店外走过时,想到人们看您的目光,您就瘫痪了。"

她:"是的,现在,我对自己说,'看,你走过去了。'我想我的面部表情、走路的姿态都和从前不一样了。以前,我会走得很快很快很快,现在,我慢慢来。"

她笑出声来。我问她在害怕中生活了多少时间。

她:"几年,好几年。"

我:"然后呢,您认为发生了什么?"

她:"我明白了我的情感生活毫无秩序,我像个婴儿一样完全处于混乱中。有一天,您把我逮了个正着。那是我第一次参加团

---

① 见本书第四章。

体治疗的时候,我记得很清楚,因为这很有启示性,令我非常震惊。您建议我到某人怀里去哭泣,然后我的哭开始变得遥远:一种孩子的哭泣,只有当他睡着时才会停止的哭泣。极度痛苦。我甚至像婴儿一样抽噎。我曾在别的治疗中哭泣、打闹直到口渴、失声、嗓子出血。我需要这样,这让我舒服。过了一会儿,您对我说,'好了,现在让我们来试试婴儿哭泣以外的东西。用别的方式表达您想说的。'这令我非常震惊。

"我立即停止了哭泣,同时,我差点发火说,'别管我,让我清净点,如果我想当个婴儿,我就是婴儿。'但我没说出口,我对自己说,'是啊,你现在有其他的可能性。'"

我:"在这次治疗中,您找到了什么样的可能性呢?"

她:"我记不得了。这是一点一点找到的。可能我只是意识到了,我不再是一个手无寸铁的婴儿,我可以迈步向前……"

我:"在团体治疗中,您记得一些特别的时刻吗?"

她:"不太记得……我以前很紧张。您的在场能鼓励我。面对其他人,我简直是妄想狂。我有几次攻击您,您记得吗?您和几个组员在说话,没准时开始。我对您说:'简直是胡来,您不能准时开始,我却是准时到的!'您很平静,放松地对我说,'我是我,您是您。'我想,这句话表明当时我还处于共生的模式。然后很快,我对自己说,我可以通过哭泣、攻击和暴力以外的方式来和我的害怕一起生活。"

我:"接下来,您是如何学会管理您的害怕的?"

她:"有好几件事。我还记得和您做的一次(艾瑞克森式的)催眠,在十一月的时候。我是九月开始团体治疗的。突然,我把自己投射到了未来,我认为我有能力把命运把握在自己手里。我也不知道具体是怎样的。您对我说,'好,放松,放下对身体的强迫念头,不要把一切都归结于母亲。让我们过渡到其他事情上。'这也让我觉得很舒服。我想也许是从这个时候开始,我不再处于和母亲的共生中……我不知道,反正这一切发生得很快。

"然后是您和罗伯特·枫丹一起带领的团体,触及了我最深的痛苦。罗伯特建议我做一个很简单的练习。我只这样做了一次。我靠墙坐着,用一种不可支撑的姿势。我想要坚持,在这种抗争中,在这种相对焦虑的持续紧张中,我的一生在眼前一幕幕经过。直到我任由自己顺其自然……我倒下了。我感觉好像走到了漫长的痛苦的尽头,而不抗争才是对的。罗伯特问我在那个时刻的感受,我对他说:'现在我可以站起来走路了。'以前,我一直肚子痛,却没有办法上厕所,简直是一种长期折磨。这次治疗以后,我的肠胃完全畅通了。我已经有一个月没吃泻药了。"

我:"您记得一些关键的重要时刻吗?一些您做过的、对您来说很重要的练习?"

她:"……我记得一些别人做过的练习,记得很多很多。我特别被吉斯兰触动。她从不敢对任何人说'不',因此浪费着生命。您让她对团体里每一个人说'我是一张地毯'。这让我十分受冲击。我觉得我也是,我当时在生活中什么也做不了,因为我总是害怕我妈妈难受。她太爱我了,我也太爱她了,没有她,我什么也不能做!虽然她用温柔填塞我,但她是一座监狱。而我也是她最爱的监狱。我以前只埋怨爸爸,说他折磨我,为我做这做那……但实际上我需要'摆脱'的是妈妈。"

玛丽艾尔在这里很好地给我们解释了什么是转移,例如她如何在我身上重现了她孩童时期的关系困难,又如何成功地回到当下的现实。

我:"团体治疗如何让您摆脱了妈妈?"

她:"可能是因为这里有很多女人。我不知道……(她笑了起来)通过您本人的状态,您确实帮了我很大的忙。我感到和您足够亲近,我们快乐、孩童的一面很相似。您让我看到一个我喜欢的女人形象,不仅因为您和我相似,还因为,您拥有剩下的一切,一种威严,平静的威严,从容,一种让我觉得安心的公正。您对每一个人都很真实。您解决遇到的问题的方式。我感到自己能够在团体里占据一个位置。一开始,我想攻击您,因为我只能通过冲突来交流。然后,您给我说,'您不必像婴儿一样行事,您长大了。'从来没人这样对我说过。我一直在反抗着压迫我的大山,却不知道我为什么痛苦。您并不评价我,但您在那儿,强有力地说:'停,停止婴儿方式,试着换别的东西!'"

我问她如何定义新的玛丽艾尔。

她:"我不再害怕男人。我问自己这害怕从何而来。现在,有时会有男人在我的床上和我做爱。如果不做爱,我也不焦虑。所以,在身体层面上我不再害怕。

"总的说来,我不再害怕人了。是的,这种害怕消失了……曾经,我被害怕困住,还有一个原因是我害怕人们看到我的害怕。现在,我感到自由。我甚至不再试图知道我会引起别人什么样的反应。以前,无需发生任何事情,我首先会自我防卫。

"看吧,我还不错。发现这一点让我很高兴,即使在老家也这样。我回到父母家,那里是我所有焦虑的源头,周围的人都见证过我最初的痛苦……但现在我可以走向他们,也让他们走向我。好几个人对我说:'真奇怪,我们以前从没机会相遇!'而我呢,我在内心深处对自己说:'是的,我们以前不能相遇,现在我们相遇了,我真幸运!'我不再用同样的方式看待母亲。现在,我把她看作一个用她自己的方式经历生活、并继续活着的女人。我发现她对一切都很专横,这次我对她说了:'妈妈,停一下。让我说。为什么你总是抢别人的话呢?'她有点吃惊地看着我,我想她完全懂了我说的话。我补充道:'请等我说完。'我并没有发火,但她已经懂了。

"我想,我的价值观念还是和以前一样的,但我感到还有很多东西需要学习,需要去发现,我觉得自己有能力自在地做到。我能生活,决定我的未来并着手去做。我不再被人、未来或事情吓住。现在,我肯定能更容易遇到一个男人,我也想遇到,但不再是强迫念头。我能选择了,这太棒了!"

我:"相对于您接受过的情绪疗法①,强化团体治疗有什么不同呢?"

她:"首先,这里有其他的贪食症患者。我看到他们的第一个反应是到您的办公室对您说,'凯瑟琳,我觉得太安心了,他们并不是怪物!'我以为自己身上有个怪物,也会遇到其他怪物,但我发现遇到的是一些人,一些敏感热情的女人。所以,即刻地,我感到自己在女人们组成的蚕茧里,由一个平衡的女人带领,这个女人将会在一定的时间里让我们都达到平衡……

"我放弃了我婴儿的部分。但我重新找到了孩子的一面,我曾经失去的小女孩的状态。我现在可以有这状态,因为它已不再让我痛苦。以前我很沉重,悲惨。好玩的是,两周前妈妈对我说:'我看到了你身体里的孩子。'这太棒了。我曾经感到自己远离一切,远离孩子、成人、人类。但是现在,我很吃惊地看到我可以单纯地笑和感到幸福。"

作者记

每个月,Boulimie.fr网站都会更新走出困境的患者的见证视频。从网站建立以来,这些视频已经有很多了。特别有趣的是,当我们看这些见证时,我们会明白团体治疗并没有就饮食紊乱进行工作,而是针对身份认同工作,结果无需刻意努力,贪食症自己就消失了。

别犹豫,去看这个网站吧②,因为这些视频文章会给看不到隧道尽头的人们带来很多希望。

一个年轻女人对我说:"当Boulimie.fr网站开始存在时,我看到走出来的女我们的见证,感觉真的非常好,因为我当时很难看到黑暗的尽头。"2006年底,也就是她参加治疗两三年后,轮到她自己通过视频来鼓励网上的人们了。

她说:"我觉得这真的需要花很多时间。我记得当我开始治疗时,我想马上就能预约到第二天下午的治疗,然后有人对我说,'行,两个月后您

---

① 在她参加过的情绪疗法中,人们会大叫、打靠垫。强烈的情绪被认为有疏导作用。
② 很快会有英文和中文的网页。

就不再贪食了,并且终生如此。'我期望治疗马上见效,就像买一辆车,拿到钥匙:发动了,好了!

"对我来说,学会耐心,知道事物的发展都有节奏,而且这节奏并不由我决定,这非常难。明白这一点很重要,给自己时间,对自己说:'好,现在我看不到尽头,但是一定有一个尽头。'坚定非常重要,不要半途而废……之后的生活,非常棒!"

总　　结

　　这本书我酝酿了很长时间,有时很害怕半途而废。但现在我觉得很安心,因为我把关于贪食症该说的重点都说了:它不是饮食行为的紊乱,而是没有立足于自我的男人或女人表现出来的症状。

　　其他很多症状也是如此。关于这个主题,我想到索德伯格的电影《性、谎言和录像带》中的主人公。格雷厄姆(由詹姆斯·斯派德扮演)为了感到完全地存在,选择了不再生活在谎言当中。他付出的代价是部分的性无能。他可以自慰,但不再能和女人做爱。无论如何,他自我调节,努力保持"真实",尽可能地贴近自己的情绪。直到有一天,他获得了一种完全存在的感觉,和他人的交流变得透明了,症状也消失了:他可以像使用词语一样用身体说话了。

　　我知道机构治疗的模式是针对饮食症状,用营养学和认知—行为主义疗法来治疗贪食症。尽管冒着巨大的风险,我还是想表达我个人的观点:教贪食症患者吃东西、帮他们找替代性的行为、寻找贪食发作前的思想或情绪是没有用的。

　　贪食发作是个紧急时刻,无法真的找到引发贪食行为的思想或情绪。它更多的是在表达一种没有思想和情绪的混乱。在团体治疗中却正相反,团体中所说的话和所发生的事情会让患者有情绪反应,针对这些情绪反应而不是饮食行为进行治疗,才能触及到更成形的思想和情绪,并最终成功地把语言赋予到这些思想和情绪上,让患者从婴儿期过渡到情感成熟状态。

　　即使接受团体治疗,道路也是漫长的。

　　当治疗结束的时候,我们成功地站起来,开始行走。可能还有些轻微的症状,可能还有其他的一些束缚,但我们走出来了,带着足够的行李,并坚信这一次终于"上路了"。

有一天,在大家面前,一个团体治疗快结束的成员坐在被我叫作"小坐凳"的椅子上,说她好些了,然后又讲起一件让她震惊和混乱的事情。她边讲边哭,哭得浑身颤抖。突然,一个新成员问她:"显然,你过得依然不好。"

她直视着她的眼睛,用坚定的声音回答说:"也许我在哭,但现在我感到是我在哭。当我笑的时候,是我在笑。这就是区别,我想你还不能知道这样的感觉有多么好!"

专业用语汇编[1]

为了更好地了解专业词汇的定义,我建议您使用小拉鲁斯[2]字典。精神分析方面的词汇可以查看1967年法兰西大学出版,拉布朗齐和鹏达利编写的《精神分析词汇》[3]。

精神分析:经典精神分析(患者躺在躺椅上,精神分析家保持中立,很少干预)似乎不是进食障碍的有效治疗方法。偏爱这一方法的心理医生经常同意面对面的治疗——至少在最开始的时候,并参考精神分析的模式。这样,进食障碍和体重问题只会被看作个人深层机能障碍的表现症状,治疗师会协助表达这些障碍。但需要认识到,如果说精神分析让人们认识到了人类情感的复杂性,对像上瘾人群这样不是"神经症"的主体,疗效十分有限。(引言第4页)

种族精神病学:研究特定文化对心理困扰的意义,并考虑这一文化的其他特点。(引言第4页)

反精神病学:质疑当今的精神病学的运动。(引言第4页)

人本主义治疗:现在存在好几种人本主义治疗形式。它们都以人而不是症状为中心,这里只举出最著名的几种:生物能量,格式塔,艾瑞克森催眠,交互作用分析,神经语言程式学(PNL),尖叫疗法。一般情况下,这些方法通过不同的渠道让患者意识到他的感受,释放压力和情绪。治疗一般有足够的强度,某些以团体治疗

---

[1] 法语原版的专业用语汇编是按字母顺序排列,中文译版为了方便阅读,按词汇在书中出现的顺序排列,并表明出现的页码。——译者注
[2] Petit Larousse,一本法国人经常使用的字典。——译者注
[3] 《精神分析词汇》(*Vocabulaire de la Psychanalyse*),由 Laplanche 和 Pontalis 编写,1967 年 PUF(Presses Universitaires de France)出版。——译者注

的形式进行。(引言第 5 页)

饮食过度痴肥症：和贪食症不一样,饮食过度痴肥症不会在暴食发作后自我引吐,也不会有服用催泄剂、禁食或过度体育运动等代偿性行为。它更多的是一种摄入的食物数量长期高于平均进食水平而导致的体重增加,程度多少有些严重。(正文第 1 页)

新疗法：新疗法在 20 世纪 60 年代左右出现,通常由寻找更人本的治疗方法的精神分析学家创立。(正文第 6 页)

认知—行为疗法：最近几年,贪食厌食症患者都被引导进行认知—行为治疗。这一方法认为,改变贪食厌食症患者对身体形状和重量的不合理观念,就会解决贪食发作,所以提出了认知重构：用各种不同的技术让主体识别并面对其不合理的态度。一些行为主义技术也派上用场,尝试用正常、可被接受的饮食模式来替代贪食厌食症患者的不合理进食模式。实际上,行为主义模式假定,贪食发作是对进食的限制造成的。有规律的进餐和加入一些以前被禁止的食物,是解决贪食的必经道路之一,并结合其他一些技术,如自我观察,自我控制,刺激控制,身体感知技术,放松,调节技术等。(正文第 10 页)

神经症：弗洛伊德认为大多数人多少都患有神经症,也就是说倾向于压抑自己的欲望,而内在的冲突最终会通过生理或行为的症状表现出来。(正文第 10 页)

转移：特别用于精神分析关系中,指与他人关系中重新再现的所有冲突、害怕和孩童欲望。(正文第 11 页)

反转移：心理治疗师面对病人产生的内在心理冲突。理论上每个心理医生都有自己的心理医生来分析反转移可能产生的后果。(正文第 11 页)

精神分裂：精神分裂是一种与外界关系的断裂,主要患者是青壮年。主要特点通常是人格解体、自我变形和不真实感。(正文第 22 页)

边缘性障碍：一般常见的是"边缘"状态。这个词来自英语,指

介于精神病和神经症之间的边缘人格。(正文第 22 页)

精神病:精神病是一种状态,处在这一状态中的人,其人格整体发生了变化,以至于他和现实的关系很混乱。(正文第 23 页)

情绪治疗:这个概念包括了所有以寻找情绪为主要目标的治疗方法。(正文第 36 页)

耳灸:针灸的治疗分支,通过针扎耳廓上的穴位来治疗不同的疾病。(正文第 41 页)

生物能量:亚历山大·洛温(Alexandre Lowen)发展的,通过识别出身体上的心理压力而舒缓情绪的方法。(正文第 46 页)

体力劳动疗法:用劳动来进行治疗。(正文第 56 页)

清除性行为:贪食症患者用来防止体重增加的行为,如:自我引吐,催泄,禁食,高强度运动。(正文第 89 页)

关于参考书目的说明

我很难给出一个关于贪食症的参考书目,有以下两个原因:
* 第一个原因是,这些书籍大多使用了太多精神病学的专业术语,对于没有这方面知识的人来说很难读懂。
* 第二个原因是(我认为)进食障碍方面的医学专家还是太过于关注进食障碍症状,而不去直接触碰引起症状的存在主义方面的问题。

读者们可以构建自己的参考书目来理解以下内容:
* 无意识扮演的角色,以及我们思想和行为中的错误观念。
* 神经心理学在我们从小对现实的感知上的重要性。
* 对于情感不够成熟的人来说,瘾症的使用是一种临时办法,让他们与自己和他人一起时感觉良好。